3 Beine bewegen mehr.

**Accuzide/Accupro – Die Schrittmacher
in der Blutdruck- und Herzinsuffizienz*-Therapie.**

**Entlastet
das Herz**

**Senkt den
Blutdruck**

**Verbessert
die Endothel-
Dysfunktion****

Accuzide®
Accupro®

www.accuzide.de
www.accupro.de

*Accuzide® Fachinformation Nov. ´97: bei Umstellung auf Accuzide®/20 Dosierung der Einzelsubstanzen beachten.
** Quelle: TREND-Studie, J. Mancini et al., Circulation, 1996; 94 (3): 258-265

Accupro® 5/10/20 • Accuzide®/20 • Accuzide® 20/25 diuplus. Zusammensetzung: 1 Filmtablette ACCUPRO 5/10/20 enthält 5/10/20 mg Quinapril. 1 Filmtablette ACCUZIDE/ACCUZIDE 20 /ACCUZIDE 20/25 diuplus enthält 10/20/20mg Quinapril, 12,5/12,5/25 mg Hydrochlorothiazid (HCTZ). Hilfsstoffe: Candelillawachs, Crospovidon, Hydroxypropylcellulose, Lactose 1 H$_2$O, Macrogol 400, schweres basisches Magnesiumcarbonat, Magnesiumstearat, Methylhydroxypropylcellulose, E 171. Accupro zusätzlich: Gelatine. Accuzide zusätzlich: Povidon, E 172. **Anwendungsgebiete:** ACCUPRO: Essentielle Hypertonie, Herzinsuffizienz (zusätzlich zu Diuretika und ggf. Digitalis). ACCUZIDE: Essentielle Hypertonie, wenn Therapie mit Quinapril allein nicht ausreichend ist. **Gegenanzeigen:** Überempfindlichkeit gegen Quinapril; anamnestisch bekanntes angioneurotisches Ödem; sonstiges Angioödem (z.B. infolge einer früheren ACE-Hemmer-Therapie); Nierenarterienstenose (beidseitig oder bei Einzelniere); Dialyse; Zustand nach Nierentransplantation; hämodynamisch relevante Aorten- oder Mitralklappenstenose bzw. hypertrophe Kardiomyopathie; primärer Hyperaldosteronismus; klinisch relevante Elektrolytstörungen; Schwangerschaft; Stillzeit; Kinder. Hinweis: Keine Dialyse oder Hämofiltration mit Polyacrylnitril-methallylsulfonat-high-flux-Membranen (anaphylaktoide Reaktionen). Bei LDL-Apherese bzw. Desensibilisierungstherapie gegen Insektengifte ist das Präparat vorübergehend durch andere Arzneimittel zu ersetzen, oder es muß eine andere Dialysemembran verwendet werden. Accupro zusätzlich: Sehr schwere Nierenfunktionsstörungen (Kreatinin-Clearance weniger als 10 ml/min); primäre Lebererkrankung oder Leberinsuffizienz. Accuzide zusätzlich: Überempfindlichkeit gegen Thiazide, Sulfonamide; schwere Nierenfunktionsstörungen (Kreatinin-Clearance unter 30 ml/min); schwere Leberfunktionsstörungen; dekompensierte Herzinsuffizienz. Sorgfältige Nutzen/Risiko-Abwägung bei: Klinisch relevanter Proteinurie; gestörter Immunreaktion oder Kollagenkrankheit; gleichzeitiger Gabe von immunsuppressiven Medikamenten, Allopurinol, Procainamid oder Lithium. Hinweise: Vor Therapiebeginn Nierenfunktion überprüfen und Salz-/ Flüssigkeitsmangel ausgleichen. Zu Therapiebeginn intensive Überwachung des Blutdrucks und/oder Laborparameter bei Patienten mit eingeschränkter Nierenfunktion, schwerer Hypertonie, Patienten über 65 Jahre. Accupro zusätzlich: Schwere Nierenfunktionsstörungen (Kreatinin-Clearance zwischen 10-30 ml/min); schwere Herzinsuffizienz (kardiogener Schock). Accuzide zusätzlich: Gicht; Hypovolämie; Zerebral- und Koronarsklerose; Diabetes mellitus; eingeschränkte Leberfunktion. **Nebenwirkungen:** Herz/Kreislauf: Gelegentlich (zu Therapiebeginn, bei Patienten mit Salz- und/oder Flüssigkeitsmangel, Herzinsuffizienz (Accupro), schwerer Hypertonie, Diuretikavorbehandlung, Erhöhung einer Diuretika- oder Accupro/Accuzide-Dosierung): Hypotonie, Orthostase mit Schwindel, Schwächegefühl, Sehstörungen und Bewußtseinsverlust (selten). Einzelfallberichte für ACE-Hemmer bei Blutdruckabfall: Tachykardie, Palpitationen, Herzrhythmusstörungen, Angina pectoris, Myokardinfarkt, TIA, cerebraler Insult. Niere: Gelegentlich Nierenfunktionsstörungen bis zum akuten Nierenversagen. Selten Proteinurie. Atemwege: Gelegentlich Reizhusten, Bronchitis, selten Atemnot, Sinusitis, Rhinitis, vereinzelt Bronchospasmus, Glossitis, Mundtrockenheit und Durst. In Einzelfällen angioneurotische Ödeme mit Beteiligung von Kehlkopf, Rachen und/oder Zunge (erhöhte Gefahr bei schwarzhäutigen Patienten). Magen-Darm-Trakt: Gelegentlich gastrointestinale Störungen. Einzelfälle von cholestatischem Ikterus, Leberfunktionsstörungen, Hepatitis, Pankreatitis und Ileus. Haut/Gefäße: Gelegentlich allergische Hautreaktionen wie Exanthem, selten Urtikaria. In Einzelfällen Erythema multiforme und exfoliative Dermatitis mit Fieber, Myalgien, Arthralgien, Vaskulitiden, Eosinophilie, Leukozytose und/oder erhöhten ANA-Titern, erhöhter BSG. Vereinzelt anaphylaktoide Reaktionen, psoriasiforme Hautveränderungen, Photosensibilität, Flush, Diaphorese, Alopezie, Onycholyse und Verstärkung einer Raynaud-Symptomatik. Nervensystem: Gelegentlich Kopfschmerzen, Müdigkeit, selten Benommenheit, Depressionen, Schlafstörungen, Impotenz, Parästhesien, Gleichgewichtsstörungen, Verwirrtheit, Ohrensausen, verschwommenes Sehen sowie Geschmacksstörungen. Laborwerte: Gelegentlich Abfall von Hämoglobin-Konzentration, Hämatokrit, Leukozyten- oder Thrombozytenzahl. Bei bestimmten Patienten selten Anämie, Thrombozytopenie, Neutropenie, Eosinophilie, in Einzelfällen Agranulozytose oder Panzytopenie. Gelegentlich, insbesondere bei Nierenfunktionsstörungen, Anstieg von Harnstoff, Kreatinin und Kalium sowie Abfall der Natrium-Konzentration. In Einzelfällen Erhöhung der Bilirubin- und Leberenzym-Konzentrationen. Accupro zusätzlich: In Einzelfällen Arthritis, Hämolyse, hämolytische Anämie. Selten eosinophile Pneumonie. Accuzide zusätzlich: In Einzelfällen plötzliches Lungenödem mit Schock. Gelegentlich Cholezystitis; Pruritus; Schläfrigkeit; Schwäche; Apathie, Änderung der Gemütslage. Selten Muskelkrämpfe und -schmerzen, Schwäche der Skelettmuskulatur, Paresen durch Hypokaliämie. Unter HCTZ: Häufig EKG-Veränderungen und Herzrhythmusstörungen; in Einzelfällen Nierenentzündung mit akutem Nierenversagen; selten eingeschränkte Bildung von Tränenflüssigkeit, unter hohen Dosen Thrombosen oder Embolien; gelegentlich Hypokaliämie, Hypochlorämie, Hypomagnesiämie, Hyperkalzämie, Glukosurie, metabolische Alkalose; im Serum Erhöhungen von Blutzucker, Cholesterin, Triglyzeriden, Harnsäure, Amylase. **Dosierung und Art der Anwendung:** ACCUPRO: Hinweis: Bei Patienten mit Salz- und/oder Flüssigkeitsmangel (z.B. Diuretika-Therapie, Erbrechen, Durchfall), Herzinsuffizienz, akutem Myokardinfarkt, instabiler Angina pectoris oder schwerer Hypertonie mit 2,5 mg Accupro (entspr. 1/2 Filmtablette Accupro 5) beginnen. Diese Patienten sind nach der ersten Dosis, aber auch bei der Erhöhung der Dosierung von Accupro und/oder Schleifendiuretika mind. 6 Std. ärztlich zu überwachen. Essentielle Hypertonie: Anfangsdosis/die 10 mg Accupro; evtl. Dosiserhöhung nach 3 Wochen auf 20 mg Accupro. Erhaltungsdosis/die 10 mg. Maximaldosis/die 2 x 20 mg Accupro. Die Tagesdosis kann auf einmal eingenommen oder auf 2 Einzelgaben (morgens und abends) verteilt werden. Herzinsuffizienz: Anfangsdosis/die 2 x 2,5 mg Accupro; evtl. schrittweise Dosiserhöhung auf 10-20 mg/die. Maximaldosis/die 2 x 20 mg Accupro. Mäßig eingeschränkte Nierenfunktion (Kreatinin-Clearance 30-60 ml/min), Patienten über 65 Jahre: Anfangsdosis/die 5 mg Accupro. Erhaltungsdosis/die 5-10 mg. Maximaldosis/die 20 mg Accupro. Stark eingeschränkte Nierenfunktion (Kreatinin-Clearance 10-30 ml/min): Anfangsdosis/die 2,5 mg Accupro. Erhaltungsdosis/die 2,5 mg. Maximaldosis/die 5 mg Accupro. Der Einnahmeabstand sollte aufgrund der verlängerten Halbwertszeit mindestens 24 Stunden betragen. ACCUZIDE: Täglich morgens 1 Filmtablette. Maximaldosis 2 Filmtabletten pro Tag. ACCUZIDE 20/ACCUZIDE 20/25 diuplus: Täglich morgens 1 Filmtablette. **Hinweise:** Regelmäßige ärztliche Kontrolle angezeigt. Fähigkeit zur aktiven Teilnahme am Straßenverkehr oder zum Bedienen von Maschinen kann besonders im Zusammenwirken mit Alkohol beeinträchtigt werden. Wechselwirkungen und weitere ausführliche Informationen: siehe Gebrauchs- und Fachinformationen. **Handelsformen und Preise:** ACCUPRO 5: N1/30, N2/50, N3/100 Filmtabletten DM 35,94/52,95/89,99. ACCUPRO 10: N1/30, N2/50, N3/100 Filmtabletten DM 47,99/ 70,95/120,98. ACCUPRO 20: N1/30, N2/50, N3/100 Filmtabletten DM 64,86/95,78/162,62. AP. ACCUZIDE: N1/30, N2/50, N3/100 Filmtabletten DM 52,30/81,30/148,05. AP. ACCUZIDE 20/ACCUZIDE 20/25 diuplus: N1/30, N2/50, N3/100 Filmtabletten DM 64,86/ 98,90/180,10. AP. Verschreibungspflichtig. **Stand:** März 2000 (AAD/5/01/0)
GÖDECKE AG · BERLIN · PARKE-DAVIS GMBH · BERLIN · Postanschrift: 79090 Freiburg

GÖDECKE
℗ PARKE-DAVIS

Endothelfunktion bei kardiovaskulären Erkrankungen

Klinische Bedeutung und therapeutische Implikationen

UNI-MED Verlag AG

CIP-Titelaufnahme der Deutschen Bibliothek

Drexler, Helmut:
Endothelfunktion bei kardiovaskulären Erkrankungen/Helmut Drexler.-
1. Auflage - Bremen: UNI-MED, 2000
ISBN 3-89599-493-6

© 2000   by UNI-MED Verlag AG, D-28323 Bremen,
              Bundesrepublik Deutschland
              International Medical Publishers

Gesamtherstellung in der Bundesrepublik Deutschland

UNI-MED. Die beste Medizin.

In der Reihe UNI-MED SCIENCE werden aktuelle Forschungsergebnisse zur Diagnostik und Therapie wichtiger Erkrankungen "state of the art" dargestellt. Die Publikationen zeichnen sich durch höchste wissenschaftliche Kompetenz und anspruchsvolle Präsentation aus. Die Autoren sind Meinungsbildner auf ihren Fachgebieten.

Vorwort und Danksagung

Vor 20 Jahren wurde von Robert F. Furchgott eine bahnbrechende Beobachtung gemacht, die sehr rasch die fundamentale Bedeutung des Endothels für die Kreislaufreaktion deutlich machte. Er proklamierte einen unbekannten Stoff, der in den Gefäßendothelien gebildet wird und zur Gefäßerweiterung beiträgt und nannte diese Substanz ohne Kenntnis der molekularen Struktur "Endothelium-derived relaxing factor" (EDRF). Bereits sechs Jahre später konnte gezeigt werden, daß es sich bei diesem Stoff um Stickstoffmonoxid (NO) handelt und daß NO beim Menschen eine große Bedeutung hat, jedoch bei atherosklerotischen Gefäßen nicht mehr oder nur noch in vermindertem Maße zur Verfügung steht.

Für die Entdeckung von NO und seines Wirkungsprinzips wurden 1998 R.F. Fuchgott, L. Ignarro und F. Murad mit dem Nobelpreis für Medizin ausgezeichnet. 20 Jahre nach seiner initialen Entdeckung ist klar, daß das einfache Gas NO ein elementares Wirkprinzip bei der Erweiterung der Gefäße im Kreislaufsystem darstellt und daß dessen Fehlen bei fast allen Erkrankungen des Herz-Kreislaufsystems eine wichtige Rolle spielt. Mittlerweile wurden mehr als 12.000 Arbeiten zur Funktion und Dysfunktion des Endothels bei kardiovaskulären Erkrankungen publiziert; ja, die Endothelfunktion und deren therapeutische Beeinflußbarkeit stellen mittlerweile in vielen klinischen Studien den eigentlichen Endpunkt dar. Es mehren sich die Hinweise dafür, daß der Zustand der Endothelfunktion prognostisch relevant ist für Patienten mit kardiovaskulären Risikofaktoren oder Symptomen.

Das vorliegende Buch soll daher den Leser praxisnah und umfassend über Physiologie und Pathophysiologie der Endothel-gesteuerten Regulationen des Gefäßtonus unterrichten - unter besonderer Berücksichtigung der Rolle von NO. Nach einführenden Kapiteln über die Funktionen des Endothels und deren Dysfunktion werden deshalb die einzelnen Risikofaktoren und kardiovaskulären Erkrankungen im Detail besprochen, gerade im Hinblick auf die physiologische, pathophysiologische und prognostische Bedeutung. Ein ausführliches Kapitel widmet sich dem gegenwärtigen Stand der therapeutischen Interventionen bei endothelialer Dysfunktion. Da die klinische Bedeutung der Endothel-Dysfunktion mehr und mehr etabliert wird, sind auch klinische einfache Untersuchungsmethoden wünschenswert, um möglichst wenig invasiv diese Gefäßfunktion zu quantifizieren. Deshalb wird im abschließenden Kapitel die Früherkennung diskutiert und die zukünftigen Möglichkeiten wie auch die Grenzen dieser Methode dargestellt.

Dieses Buch richtet sich in erster Linie an klinisch tätige Ärzte, die sich über den neuesten Stand der Funktion und Pathophysiologie des endothelialen L-Arginin-/NO-Pfades informieren wollen. Wir hoffen, daß es mit diesem Kompendium der Endothelfunktion gelungen ist, dem Kliniker eine Übersicht über den jetzigen Stand zu geben.

Dank gebührt dem UNI-MED Verlag für die tatkräftige und kompetente Unterstützung bei der Erstellung des Manuskripts sowie für die rasche Bearbeitung. Nicht zuletzt aufgrund der Geduld und der Anregungen, mit denen der Verlag unsere Arbeit begleitet und gefördert hat, konnte das Buch in kurzer Zeit fertiggestellt werden.

Hannover, im April 2000   *Helmut Drexler*

Autoren

Prof. Dr. Helmut Drexler
Abteilung Kardiologie und Angiologie
Medizinische Hochschule Hannover
Carl-Neuberg-Str. 1
30625 Hannover

Prof. Dr. Hermann Haller
Abteilung Nephrologie
Medizinische Hochschule Hannover
Carl-Neuberg-Str. 1
30625 Hannover

Dr. Burkhard Hornig
Abteilung Kardiologie und Angiologie
Medizinische Hochschule Hannover
Carl-Neuberg-Str. 1
30625 Hannover

Dr. Ulf Landmesser
Abteilung Kardiologie und Angiologie
Medizinische Hochschule Hannover
Carl-Neuberg-Str. 1
30625 Hannover

Inhaltsverzeichnis

Einführung

1. Einführung

Das Endothel spielt in der Homöostase der Gefäßwand eine entscheidende Rolle. Alle Gefäße des menschlichen Körpers werden durch Endothelzellen ausgekleidet. Die Endothelzellschicht stellt den Kontakt zwischen dem strömenden Blut und der Gefäßwand dar (☞ Abb. 1.1).

> Alle Veränderungen im strömenden Blut - seien sie mechanischer Art, durch Konzentrationsänderungen vasoaktiver Substanzen und/oder metabolischer Faktoren - werden durch das Endothel wahrgenommen und als Reaktion in die Gefäßwand weitergeleitet. Das Endothel ist also nicht nur als passive Schicht anzusehen, die den Blutstrom von der Gefäßwand trennt, sondern greift aktiv in die Gefäßregulation ein und übernimmt dabei eine Vielzahl von Funktionen, wie Regulation des Gefäßtonus, Homöostase von Thrombose und Fibrinolyse oder Interaktion mit Leukozyten.

Das Endothel kann als großes endokrines Organ betrachtet werden

- mit dem ca. fünffachen Gewicht des Herzens
- mit der Fläche von mehreren Fußballplätzen und
- Produktion einer Reihe von vasoaktiven Peptiden und Hormonen

Die Bedeutung des Endothels rückte 1980 mit einer fundamentalen Beobachtung von Furchgott und Zawadski in besonderem Maße in den Blickpunkt der Kreislaufforschung inklusive der Pathophysiologie kardiovaskulärer Erkrankungen (1).

> In den 20 Jahren seit der Entdeckung dieses fundamentalen Mechanismus hat sich gezeigt, daß Stickstoffmonoxid (NO) als genereller Botenstoff eine grundlegende Bedeutung für den Organismus hat.

Darüber hinaus hat sich diese Beobachtung sehr befruchtend auf die Erforschung der Physiologie und Pathophysiologie von vaskulären Erkrankungen in der Klinik erwiesen und zu neuen vielversprechenden klinisch-therapeutischen Konzepten geführt. In der Tat ist die Erforschung der Bedeutung von NO für die Regulation des Gefäßtonus einer Untersuchung am Patienten zugänglich, und bei kardiovaskulären Erkrankungen ist diese Regulation gestört.

> Wir können davon ausgehen, daß eine globale oder selektive Schädigung dieser Endothelfunktion weitreichende Auswirkungen auf die Durchblutung und Funktion der Organe hat.

Furchgott und Zawadski beobachteten 1980, daß Gefäße unter Acetylcholin nur dann dilatieren, wenn das Endothel der Gefäße intakt ist. Sie zogen daraus den Schluß, daß das Endothel eine Substanz produzieren muß, dessen Freisetzung durch Acetylcholin stimuliert wird, während bei fehlendem oder geschädigtem Endothel eine Vasokonstrik-

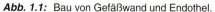

Abb. 1.1: Bau von Gefäßwand und Endothel.

tion infolge direkter Wirkung von Acetylcholin am glatten Gefäßmuskel auftritt (☞ Abb. 1.2).

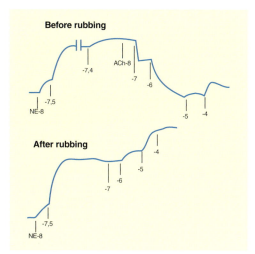

Abb. 1.2: Furchgott-Experiment (Nature 1980): Nach Auslösung einer Kontraktion an einem isolierten Gefäßring mit Noradrenalin (NE, Anstieg der Kurve nach oben) wird Acetylcholin (ACH) verabreicht und führt bei intaktem Endothel zur Erweiterung des Gefäßringes (**before rubbing**, obere Kurve, Kurvenabfall nach unten, dosisabhängig 10^{-8}-10^{-4}). Nach Entfernung des Endothels (**after rubbing**, untere Kurve) führt ACH zur weiteren Vasokonstriktion (Anstieg der Kurve).

Sie nannten diese Substanz "Endothel-derived relaxing factor" (EDRF) (1). Der **EDRF** wurde in der Folge als **Stickstoffmonoxid (NO)** identifiziert, das aus der Aminosäure L-Arginin in einer komplexen Reaktion über ein Enzym, die NO-Synthase, gebildet wird (☞ Abb. 1.3).

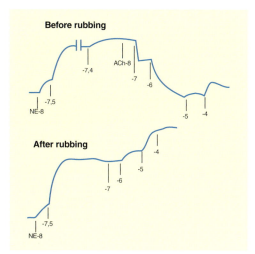

Abb. 1.3: Schritte der NO-Synthese.

Es existieren 3 prinzipielle **Isoformen der NO-Synthase (NOS)**

- eine **NOS I**, die im Nervengewebe exprimiert ist (auch neuronale NOS genannt)

- eine **NOS II**, die durch eine Reihe von Faktoren wie LPS oder Zytokine in vielen Zelltypen induzierbar ist, aber normalerweise nicht oder nur extrem gering exprimiert ist und

- die **NOS III**, die insbesondere im Endothel gebildet wird (aber auch in anderen Zellen wie z.B. Kardiomyozyten oder Blutplättchen)

Sowohl die konstitutive als auch die induzierbare NO-Synthase haben Erkennungspunkte für NADPH, Flavin-Adenin-Dinucleotide und Flavin-Mononucleotide ebenso wie Phosphorylations Punkte (☞ Abb. 1.4a+b). Beide Typen der NO-Synthase enthalten Tetrahydrobiopterin, und das Vorhandensein dieses Co-Faktor ist notwendig für die Aktivität der Enzyme.

Die derzeitige Klassifizierung der NO-Synthase war abhängig von der Beobachtung, daß die Enzyme im Gehirn und im vaskulären Endothel konstitutiv sind und durch Calcium und Calmodulin aktiviert werden, wohingegen eine Isoform induzierbar und Calcium-unabhängig ist. Alle 3 Enzyme haben dennoch Calmodulin-bindende Sequenzen (2), und Calmodulin ist fest gebunden an die induzierbare Isoform.

> Während die NOS II unter pathophysiologischen Bedingungen (u.a. Auseinandersetzung mit Infektionen) erst gebildet wird, sind die NOS I und III permanent im Nervengewebe bzw. Endothel exprimiert.

Aber auch die Expression und Aktivität der endothelialen NO-Synthase unterliegt einer substantiellen Regulation. Scherkräfte, die am Endothel wirken, aber auch andere Stimuli wie Proteinkinasen (PKC, Akt; 3,4) führen über eine Kaskade von Signalkaskaden (5) und Phosphorylierung zur Modulation von Expression und Aktivität der endothelialen NO-Synthase (6). Die Produktion von NO durch die NOS kann durch L-Arginin-Analoga inhibiert werden, die z.T auch physiologischerweise im Serum und Gewebe nachweisbar sind und somit Einfluß auf die Verfügbarkeit von NO in vivo haben (7; ☞ Abb. 1.5).

a

b

Abb. 1.4a+b: **a:** Struktur der 3 prinzipiellen NO-Synthasen (NOS): **NOS I**: nNOS (neuronal), **NOS II**: iNOS (induzierbar), **NOS III**: eNOS (e steht für endothelial, obwohl die eNOS auch in anderen Geweben, beispielsweise Kardiomyozyten exprimiert wird). Die NOS III hat eine Myristalisation, eine Aminosäure-Sequenz, die dafür sorgt, daß dieses Enzym an der Gefäßmembran gebunden ist. **PKAP**: Phosphorylisierungs-Sequenz, **CaM**: Calmodulinbindungs-Sequenz, **FMN, FAD, NADPH**: Bindungssequenzen für NADPH, FAD und FMN (Enzyme bzw. Co-Faktoren), **b**: Prinzipielle Mechanismen der Arbeitsweise der 3 NOS-Isoformen (Erklärung ☞ auch Text).

Abb. 1.5: Die Struktur von L-Arginin und methylierten L-Arginin Analoga, die als Inhibitoren der NO-Synthase wirken (Folge: Inhibition der NO-Produktion). Diese methylierten L-Arginine sind auch im Plasma des gesunden Menschen in geringen Konzentrationen meßbar.

Die endotheliale NO-Synthase wird (klassischerweise) Calcium-abhängig aktiviert, entweder über Rezeptor vermittelte Signalkaskaden oder über Scherkräfte am Endothel. Allerdings wurden auch Calcium-unabhängige Aktivierungswege nachgewiesen (8).

> NO spielt eine fundamentale Rolle im Nervensystem als auch bei Abwehrreaktion des Organismus (9).

Im zentralen Nervensystem wirkt **NO als Neurotransmitter**, der zahlreiche Funktionen einschließlich der Gedächtnisfunktion beeinflußt. In der Peripherie gibt es ein ausgedehntes Netzwerk von Nerven, früher schon als *nonadrenergic* bzw. *cholinergic* bekannt, die durch NO-gesteuerte Mechanismen neurogen gastrointestinale, respiratorische und Urogenitaltrakt-Funktionen regulieren (9).

NO wird in großer Menge durch die induzierbare NO-Synthase (NOS II) bei *host defense* und immunologischen Reaktionen produziert. Da es zytotoxische Eigenschaften besitzt und in aktivierte Makrophagen gebildet wird, spielt es eine Rolle bei der nichtspezifischen Immunität. Darüber hinaus ist es beteiligt an der Pathogenese von Prozessen wie dem **septischen Schock** und dürfte am hyperdynamischen Status der **Zirrhose** und bei **entzündlichen Prozessen** beteiligt sein (9).

Die endotheliale NO-Synthase und NO spielen auch bei der Funktion von Kardiomyozyten und Skelettmuskelzellen eine wichtige Rolle, wie z.B. als Modulator des zellulären Sauerstoffverbrauchs (10,11), bzw. der Rezeptor-vermittelten Steigerung der Kontraktilität des Kardiomyozyten (12,13).

Auf molekularer Ebene werden durch NO zwei prinzipielle Wirkmechanismen unterschieden

- die Reaktion mit Metallen in Molekülen wie z.B der Guanylat-Zyklase oder von Hämoglobin und

- die Reaktion mit Schwefel in Molekülen, die die Aminosäure Cystein enthalten (Nitrosylierung; 14; ☞ Abb. 1.6)

Abb. 1.6: Prinzipielle Wirkmechanismen von NO auf molekularer Ebene.

Die Reaktion von NO z.B. mit Hämoglobin führt zur (passageren) Inaktivierung von NO, indem NO an Hämoglobin gebunden wird. Die Reaktion von Proteinen mit Cystein führt zur Modulation deren Aktivität, z.B von Enzymen wie Caspasen, von Transkriptionsfaktoren wie jun C und D (14) oder Proteinen, welche die Ca^{2+}-Homöostase der Zelle beeinflussen (15).

> Die Nitrosylierung von Proteinen dürfte eine fundamentale Bedeutung im Organismus spielen und ein Prinzip der Signaltransduktion darstellen ähnlich wie die Phosphorylierung.

Die Guanylatzyklase wird durch NO stimuliert und steuert die Umwandlung zu cGMP, dem second Messenger von NO in vielen Zielorganen. In der Gefäßwand diffundiert NO aus dem Endothel an den glatten Gefäßmuskel, stimuliert dort die Guanylatzyklase; das ansteigende cGMP führt über Aktivierung von Proteinkinasen zur Relaxation des glatten Gefäßmuskels (☞ Abb.1.7).

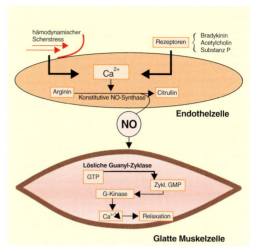

Abb.1.7: Das endotheliale L-Arginin-/NO-System. Schubspannung, durch Blutflußänderungen ausgelöst, oder Rezeptor-Agonisten wie Bradykinin stimulieren die Freisetzung von NO, welches durch die eNOS gebildet wird. NO diffundiert zur glatten Gefäßmuskulatur und führt zur Dilatation der glatten Gefäßmuskulatur über die lösliche Guanylzyklase und Bildung von cGMP.

In den letzten Jahren konnte gezeigt werden, daß die Regulation von Gefäßtonus und -struktur durch NO (sowohl über cGMP als auch cGMP-unabhängig) große klinische Bedeutung hat.

> In diesem Buch soll daher die Rolle des Endothels bei der Regulation des Gefäßtonus besprochen werden und insbesondere die pathophysiologischen Konsequenzen der verminderten endothelialen NO-Verfügbarkeit bei Patienten mit kardiovaskulären Risikofaktoren bzw. Erkrankungen sowie die therapeutischen Möglichkeiten beleuchtet werden.

Wenn hier somit die klinische Bedeutung des aus dem Endothel bereitgestelltem NO für Herz-Kreislauferkrankungen erörtert wird, so soll jedoch nicht außer acht gelassen werden, daß das Endothel eine Reihe weiterer wichtiger Funktionen ausübt, die in Koordination mit NO zur kardiovaskulären Homöostase beitragen (☞ Kapitel 3.).

Literatur

1. *Furchgott RF, Zawadski JV.* The obligatory role of endothelial cells in the relaxation of arterial smooth muscle by acetlycholine. Nature 1980; 288: 373-376

2. *Förstermann U, Gath I, Schwarz P, Closs EI, Kleinert H.* Isoforms of nitric oxide synthase – Properties, cellular distribution and expressional control. Biochem Pharmacol 1995;50:1321-32

3. *Li H, Oehrlein SA, Wallerath T, Ihrig-Biedert I, Wohlfart P, Ulshofer T, Jessen T, Herget T, Forstermann U, Kleinert H.* Activation of protein kinase C alpha and/or epsilon enhances transcription of the human endothelial nitric oxide synthase gene. Mol Pharmacol 1998;53:630-7.

4. *Dimmeler S, Fleming I, Fisslthaler B, Hermann C, Busse R, Zeiher A.* Activation of nitric oxide synthase in endothelial cells by AKT-dependent phosphorylation. Nature 1999;399:601-5

5. *Fleming I, Busse R.* Signal transduction of eNOS activation. Cardiovas Res 1999;43:532-41

6. *Papatropoulos A, Rudic RD, Sessa WC.* Molecular control of nitric oxide synthases in the cardiovascular system. Cardiovasc Res 1999;43:509-20

7. *Vallance P, Leiper J.* Biological significance of endogenous methylarginines that inhibits nitric oxide. Cardiovas Res 1999;43:542-8

8. *Fleming I, Bauersachs J, Schafer A, Scholz D, Aldershvile J, Busse R.* Isometric contraction induces the Ca2+-independent activate the endothelial nitric oxide synthase. Proc Natl Acad Sci 1999;96:1123-8

9. *Moncada S, Higgs A.* The L-arginine-nitric oxide pathway. N Engl J Med 1993;329:2002-12

10. *Shen, W, Xu X, Ochoa M, Zhao G, Wolin MS, Hintze TH.* Role of nitric oxide in the regulation of oxygen consumption in conscious dogs. Circ Res 1994;75:1086-95

11. *Ingwall JS, Kelly RA.* Nitric oxide, myocardial oxygen consumption, and ATP synthesis. Circ Res. 1998;83:1067-68

12. *Balligand JL, Kelly RA, Marsden PA, Smith TW, Michel T.* Control of cardiac muscle cell function by an endogenous nitric oxide signa. Proc Natl Acad Sci 1993;90:347-51

13. *Riede UN, Förstermann U, Drexler H.* Inducible nitric oxide synthase in skeletal muscle of patients with chronic heart failure. J Am Coll Cardiol 1998;32:964-9

14. *Stamler JS.* Redox signaling: nitrosylation and related target niteractions of nitric oxide. Cell 1994;78:931-6.

15. *Xu L, Eu JP, Meissner G, Stamler JS.* Activation of the cardiac calcium release channel (ryanodine receptor) by poly-S-nitrosylation. Science 1998;279:234-7

Rolle des Endothels für die Regulation des Gefäßtonus

2. Rolle des Endothels für die Regulation des Gefäßtonus

2.1. Physiologische Regulation des Gefäßtonus durch EDRF/NO

Die Identifizierung des Endothel-abhängigen Relaxing Faktors (EDRF) (1) als NO führte zu der Entdeckung eines Enzyms im Gefäßsystems, der **NO-Synthase**, die NO aus der Aminosäure L-Arginin bildet (2). Dieses Enzym ist in der gesunden Endothelzelle konstitutiv exprimiert, ist Calcium- und Calmodulin-abhängig und setzt Picomole von NO frei als Reaktion auf die Rezeptor-Stimulation bzw. auf Änderung des Blutflusses und somit auf die Endothelzelle einwirkende Schubspannung (3). Sowohl die Arginin-Analoga, wie z.B. L-NMMA, die als Inhibitoren der NO-Synthese wirken, als auch sog. Knockout-Mausmodelle, bei denen die NOS III, also die endotheliale Isoform der NO-Synthase ausgeschaltet wurde, haben die **Bedeutung von NO für die Regulation des Gefäßtonus** in vivo klar demonstriert. Im Mausmodell, in dem die endotheliale NO-Synthase ausgeschaltet ist, kommt es zu einem erhöhten arteriellen Blutdruck, diese Tiere reagieren auf Gefäßverletzung mit verstärkter Intimaproliferation. Dies zeigt eine weitere Funktion von NO auf, die **Hemmung der Proliferation von glatten Gefäßmuskelzellen**. L-NMMA führt zur Vasokonstriktion und Anstieg des arteriellen Blutdrucks. Wird L-NMMA z.B. in die A. brachialis des Menschen infundiert, so fällt der Unterarmblutfluß um ca. 50 %, bei systemischer Gabe von L-NMMA steigt der Blutdruck dosisabhängig (4; ☞ Abb. 2.1).

Abb. 2.1 Unterarmblutfluß und Einfluß von L-NMMA. Im infundierten Arm dosisabhängiger Abfall des Blutflusses um ca. 40-50 %, in Kontrollarm unveränderter Blutfluss (modifiziert nach 4).

Da L-NMMA keine eigene Konstriktor-Aktivität auf den glatten Gefäßmuskel hat und kein anderes System in der Gefäßwand beeinflußt, resultieren seine vasokonstriktiven Wirkungen vollkommen endothelabhängig aus der Hemmung der endogenen Synthese und Freisetzung von NO (3).

> Diese Beobachtungen führen zu dem Schluß, daß im Menschen ein physiologischer NO-abhängiger Vasodilatator-Tonus vorliegt, der für die Regulation des Blutflusses und des Blutdruckes essentiell ist, d.h. die kontinuierliche Freisetzung von NO aus dem Endothel hält die Gefäße in einem "erweiterten Zustand".

Dieses **endogene nitrovasodilatorische System** wird pharmakologisch imitiert bei der Therapie mit Nitraten, die im Körper (in der Gefäßwand) NO freisetzen. Die Reaktion von NO mit Eisen der löslichen Guanylatzyklase in den glatten Muskelzellen erhöht die Konzentration des zyklischen GMP und führt so zur vaskulären Relaxation, analog zur Wirkungsweise von endothelial freigesetztem NO (5).

NO hemmt auch die Blutplättchen-Aggregation durch einen cGMP abhängigen Mechanismus und reagiert mit Prostazyklin. Dieses wiederum hemmt die Aggregation der Blutplättchen durch Erhöhung ihrer Konzentrationen des zyklischen AMP (6).

Anders als Prostazyklin hemmt NO auch die Blutplättchen-Adhäsion. Darüber hinaus erzeugen die Blutplättchen selber NO über eine eigene NO-Synthase III, das als negativ-feedback-Mechanismus die Blutplättchen-Adhäsion hemmt. Deshalb könnte die Blutplättchen-Aggregation beim Menschen reguliert werden durch das in den Plättchen entstandene NO als auch durch NO und Prostazyklin, die vom vaskulären Endothel freigesetzt werden. Nitrovasodilatatoren können deshalb - in Kombination mit Prostazyklin oder vergleichbaren Substanzen - eine nützliche antithrombotische Therapie darstellen (6,7). NO hemmt auch die Interaktion der Leukozyten mit der Gefäßwand, u.a. indem es die Aktivierung der Leukozyten hemmt bzw. die Expression von Adhäsionsmolekülen inhibiert.

Die endothel-abhängige, NO-vermittelte Relaxation ist in isolierten Gefäßringen von Arterien ausgeprägter als in Venen, was darauf hindeutet, daß Arterien mehr NO erzeugen als Venen (8,9). Dieser Unterschied könnte *eine* Erklärung darstellen für die Tatsache, daß Thoraxarterien-Grafts länger offen bleiben als Venengrafts.

Das Prinzip der **Regulation des Gefäßtonus durch das Endothel** wurde erstmals 1986 in der Klinik am Patienten getestet, indem Acetylcholin als Stimulator der endothelialen NO-Freisetzung intrakoronar infundiert wurde (10). Bei Individuen mit normalen Koronararterien wurde analog zum Furchgott-Experiment (☞ Abb. 1.2) eine Vasodilatation der Koronararterien angiografisch beobachtet (☞ Abb. 2.2).

Abb. 2.2: Wirkung intrakoronar infundierten Acetylcholins (ACH) auf die Koronardiameter von normalen und gesunden Koronararterien. Nitroglycerin (NTG) dilatiert auch arteriosklerotische Gefäße. Dies zeigt, daß diese Gefäße sich prinzipiell auf NO erweitern können. Die Vasokonstriktion unter ACH zeigt, daß dieses nicht in der Lage ist, eine Freisetzung von NO aus arteriosklerotischen Gefäßen zu erreichen (modifiziert nach 10).

Dagegen kam es bei Patienten mit arteriosklerotischen Koronararterien zu einer Vasokonstriktion; d.h. wie am isolierten Gefäß im Furchgott-Experiment bewirkte Acetylcholin im arteriosklerotischen Gefäß eine Vasokonstriktion durch direkte Wirkung am glatten Gefäßmuskel. Daraus ist abzuleiten - und dies wurde an isolierten arteriosklerotischen Gefäß bestätigt - daß **arteriosklerotische Gefäße nicht in der Lage sind, NO nach Stimulation durch Acetylcholin freizusetzen**. Diese Testung der "Endothelfunktion" hat klinisch eine zunehmende Bedeutung erhalten und zur klinischen Erforschung der Endothelfunktion und deren funktionellen Bedeutung bei kardiovaskulären Erkrankungen geführt (☞ folgende Kapitel). Neben Acetylcholin wurden auch andere Stimuli eingesetzt bzw. L-Arginin-Analoga, die die NO-Synthese hemmen. Methylierte L-Arginin-Derivate, einschließlich NG-NG-Dimethyl-L-Arginin (asymmetrisches Dimethylarginin = ADMA), ein Hemmer der NO-Synthase, ist ebenso wie NG-Mono-Methyl-L-Arginin (L-NMMA) im menschlichen Plasma und im Urin vorhanden (☞ Abb 1.5). Diese Verbindungen akkumulieren im menschlichen Plasma mit akuter Nierenerkrankung (11). Die Hemmung der NO-Synthase durch diese Verbindungen könnte - zumindest teilweise - zu hypertonen Blutdruckwerten bei schwerer Niereninsuffizienz beitragen.

2.2. Regulation des Gefäßtonus durch die induzierbare NO-Synthase

Die induzierbare Isoform der NO-Synthase kann in den Gefäßwänden durch bestimmte Zytokine, Endotoxine und Lipopolysaccharide induziert werden, z.B. bei Sepsis.

Diese Induktion geschieht sowohl in den endothelialen als auch in den glatten Muskelzellen. Dies führt zu einer vaskulären Relaxation, die weitgehend resistent ist gegenüber Vasokonstriktoren, kann jedoch experimentell durch die Behandlung mit Glukokortikoiden und Hemmern der NO-Synthase verhindert werden.

> Das durch die induzierbare NO-Synthase in großen Mengen freigesetzte NO ist verantwortlich für die Vasodilatation und die Resistenz gegenüber Vasokonstriktoren, die beim septischen Schock bzw. bei der Zytokin-Therapie eingesetzt werden.

Endotoxin induziert auch die NO-Synthase in Venen (12) und im Myo- und Endokard (13); eine erhöhte NO-Synthese durch dieses Enzym könnte deshalb am venösen pooling und der kardialen Dysfunktion beteiligt sein, die mit der Sepsis verbunden ist. Darüber hinaus ist die kardiale Dysfunktion der dilatativen Kardiomyopathie auch verbunden mit der Induktion dieses Enzyms (14).

Der hyperdyname Status der Zirrhose ist verbunden mit einer Vasodilatation, einer verminderten Reaktion auf Vasokonstriktoren und hohen Konzentrationen von Endotoxin im Kreislauf. Dieser hyperdyname Status dürfte u.a. Folge einer gesteigerten NO-Produktion durch die induzierbare NO-Synthase sein (15). Die Serumkonzentrationen der Nitrite und Nitrate, der oxidierten Metaboliten des NO, sind erhöht bei Patienten mit Zirrhose, insbesondere bei solchen mit dem hepatorenalen Syndrom, und diese Konzentration korrelieren mit dem Grad der Sepsis (16).

2.3. Regulation des Gefäßtonus durch andere endothelabhängig produzierte Faktoren

Neben EDRF/NO werden im Endothel weitere vasoaktive Substanzen gebildet bzw. zu aktiven Peptiden umgewandelt oder inaktiviert. Hierzu gehören

- Prostaglandine wie das Prostazyklin (17)
- vasokonstriktive Prostaglandine (unter pathophysiologischen Bedingungen)
- die Synthese und Freisetzung von Endothelin, einem im Endothel gebildeten Vasokonstriktor
- Angiotensin II, welches an der Endotheloberfläche durch das Angiotensin-Konversionsenzym (ACE) aus Angiotensin I durch Abspaltung von 2 Aminosäuren gebildet wird oder
- die Inaktivierung von Bradykinin, ebenfalls durch das ACE (☞ Abb. 2.3)

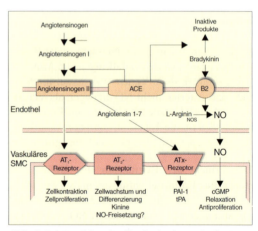

Abb. 2.3 Interaktion des Renin-Angiotensin-Systems mit dem L-Arginin-/NO-System. Über das Angiotensin-Converting-Enzym (ACE) wird Bradykinin inaktiviert, Bradykinin stimuliert über den B₂-Rezeptor die Freisetzung von NO. Es gibt auch Hinweise dafür, daß Ang II über den AT₂-Rezeptor und Kininogen, Kinine freisetzen kann, die dann NO stimulieren (Tsutsumi et al, J Clin Invest 1999)

Zwischen dem L-Arginin-/NO- und dem Endothelin-System bestehen Interaktionen (☞ Abb. 2.4), z.B. wird die Expression und Wirkung von Endothelin durch NO inhibiert. Endothelin setzt an der Endothel-Oberfläche über Endothelin B Rezeptoren NO frei, so daß es bei niedrigen Konzentrationen von Endothelin zunächst zur Vasodilatation kommen kann. Die Bedeutung von Endothelin für die Regulation des Gefäßtonus des Menschen konnte durch Anwendung spezifischer Endothelin-Rezeptor-Antagonisten gezeigt werden (18,19, 20).

Abb. 2.4 Interaktion von NO und Endothelin in der Endothelzelle bzw. im glatten Gefäßmuskel. Endothelin bewirkt an glatten Gefäßmuskeln eine Vasokonstriktion über ET_A- und ET_B-Rezeptoren. An der Endothelzelle wird durch Endothelin über den ET_B-Rezeptor die NO-Freisetzung stimuliert. NO inhibiert die Expression und Produktion von Endothelin in der Endothelzelle über cGMP wie auch ANP.

> Auch zwischen dem Renin-Angiotensin-System und NO gibt es Wechselwirkungen (21).

Das ACE inaktiviert Bradykinin, so daß die lokale Konzentration von Bradykinin sinkt und somit weniger Bradykinin zur Verfügung steht, um die Freisetzung von NO aus dem Endothel zu stimulieren (☞ Abb. 2.3). Diese Interaktion hat auch klinisch-therapeutische Bedeutung, da über eine Hemmung des ACE durch ACE-Hemmer eine verstärkte NO-vermittelte Vasodilatation über Bradykinin und dessen Rezeptor erreicht wird (22). Dabei wirken ACE-Hemmer nicht nur über einen Anstieg von Bradykinin, sondern auch über einen Bradykinin-Rezeptor vermittelten Mechanismus (23).

Neben dem EDRF wird durch Acetylcholin, Bradykinin und andere Stimuli vom Endothel ein sog. Endothel-derived hyperpolarization factor (EDHF) freigesetzt, der zur Endothel-abhängigen Vasodilatation beiträgt (24). Obgleich dieser Faktor noch nicht genau identifiziert ist, konnte kürzlich gezeigt werden, daß Cytochrom P450 2C als eine EDHF-Synthase in Koronararterien fungiert (25). Hemmung dieses Enzyms hemmt die Dilatation von peripheren Widerstandsgefäßen (26). LPS und Zytokine hemmen die Bildung des EDHF, wahrscheinlich über eine Hemmung der EDHF-Synthase (27). Insofern ist es denkbar, daß eine Dysfunktion von Cytochrom P450 2C zur endothelialen Dysfunktion bei Patienten beitragen kann.

2.4. **Bestimmung der Endothel-abhängigen Dilatation am Patienten**

Zur Bestimmung der Endothel-abhängigen Vasodilatation am Patienten wird vorwiegend die intraarterielle Infusion mit Acetylcholin oder eine Blutflußsteigerung angewandt, um damit eine endothel-abhängige Erweiterung der peripheren oder koronaren Gefäße durch stimulierte Freisetzung von NO hervorzurufen. Alternativ zu Acetylcholin wurden auch Substanz P, Bradykinin und Serotonin benutzt; insgesamt ist klinisch Acetylcholin am einfachsten und mit geringstem Risiko handhabbar. Niedrige Dosen von Acetylcholin führen zu einer koronaren Gefäßerweiterung, höhere Dosen von Acetylcholin (jenseits 10^{-6} M) sind wegen der direkten Wirkung von Acetylcholin auf die glatten Muskeln mit einer Vasokonstriktion verbunden. Acetylcholin erzielt also einen doppelten Effekt:

• eine *indirekte* endothel-abhängige Dilatation und

• die *direkte* Vasokonstriktion der glatten Gefäßmuskulatur

Die Acetylcholin bedingte, endothel-abhängige Relaxation nimmt mit dem Alter ab.

Für die Bestimmung der Endothelfunktion in Koronararterien ist eine Herzkatheter-Untersuchung notwendig mit Infusion von Acetylcholin über den Katheter in das linke Koronarostium (seltener rechte Koronararterie, da Acetylcholin hier oft eine Bradykardie verursacht). Die prinzipiell maximale erreichbare Koronardilatation wird durch intrakoronare Gabe von Nitroglycerin untersucht. Wenn auch unter Nitroglycerin die Vasodilatation abgeschwächt ist, so muß auf eine verminderte Erweiterbarkeit der Gefäße geschlossen werden, die dann nicht durch eine verminderte Funktion des Endothels erklärt ist.

Wenn neben der Erfassung der Endothelfunktion von epikardialen Koronararterien auch die Endothelfunktion der koronaren Mikrozirkulation (Widerstandsgefäße) untersucht werden soll, ist eine intrakoronare Instrumentierung notwendig, um indirekt über die Bestimmung der Blutflußsteigerung durch Acetylcholin Aussagen über die endothelabhängige Erweiterung der koronaren Widerstandsgefäße machen zu können.

> Die Infusion von Acetylcholin in den koronaren (oder peripheren) Blutkreislauf von gesunden Patienten führt zu einem dosis-abhängigen Anstieg des Blutflusses, z.T. durch stimulierte Freisetzung von NO (z.T auch über EDHF).

Der Anstieg im Fluß nach der Gabe von Acetylcholin wird durch die **Dilatation der koronaren Widerstandsgefäße** verursacht. Um dies intrakoronar zu messen, wird in der Regel ein 0.014 inch Führungsdraht mit einem Dopplerkristall an der Spitze eingesetzt, mit dem sowohl die koronare Reserve nach Adenosin als auch die Endothel-vermittelte Flußsteigerung nach Acetylcholin gemessen werden können (vergl. Abb. 2.5). Das Verhältnis von Adenosin und Aceylcholin-vermittelter Blutfluß-Steigerung ist zur Beurteilung der Endothel-vermittelten Vasodilatation notwendig. Mit dem Dopplerdraht wird allerdings zunächst nur die Blutflußgeschwindigkeit gemessen; unter Zuhilfenahme der Koronardiameter (bestimmt durch quantitative Koronarangiografie) kann der koronare Blutfluß abgeschätzt werden.

Die Flußsteigerung kann am Koronargefäß durch Infusion von Papaverin oder Adenosin in das distale Koronarsegment über eine Infusionskatheter erfolgen (☞ Abb. 2.5a). In diesem Fall wird die Dilatation des proximalen Koronarsegments untersucht, das nicht mit Papaverin oder Adenosin in Berührung gekommen ist; bei normalen Koronargefäßen kommt es nach einer maximalen Blutflußsteigerung nach Adenosin oder Papaverin (> +350 %) zu einer Erweiterung von epikardialen Koronararterien von ca. 10-14 % gegenüber dem Ausgangsdiameter (28).

Die Untersuchung der Endothelfunktion von Koronararterien erfordert somit die Anwendung sehr invasiver Methoden und sollte nur in Zentren mit großen Erfahrungen in interventionellen Kathetertechniken durchgeführt werden. In zahlreichen klinischen Studien wurde daher weniger invasiv die Endothelfunktion an peripheren Gefäßen, insbesondere am Unterarm untersucht, entweder durch intraarterielle Infusion von Acetylcholin in die A.brachialis oder indem eine reaktive Hyperämie nach mehrminütiger Okklusion verursacht wurde (Unter-oder Oberarm). Die hierdurch hervorgerufenen Fluß-abhängige Dilatation (als auch die Acetylcholin-vermittelte Vasodilatation) wird großteils durch die Gabe von L-NMMA blockiert (29). Dies zeigt, daß die Fluß-abhängige Vasodilatation am Menschen großteils durch die Freisetzung von NO bedingt ist (vergl. Kapitel 15. Früherfassung). Die regionale Infusion mit L-NMMA führt zur Hemmung der NO-Produktion und somit zur Vasokonstriktion, testet also die basale NO-Freisetzung (vergl. Abb. 2.1).

a

d

b

Abb. 2.5a-d: a: Schematische Darstellung des technischen Vorgehens zur Untersuchung der koronaren Endothelfunktion, sowohl der epikardialen Koronararterien als auch der koronaren Widerstandsgefäße. Plazierung eines Führungskatheters im linken Koronarostium; zusätzlich Flow-wire Draht und Infusionskatheter in R. interventrikularis anterior (LAD). Der Infusionskatheter erlaubt die selektive Infusion von Acetylcholin oder Adenosin in die LAD. Bei maximaler Flußsteigerung durch Adenosin kann die fluß-abhängige Vasodilatation am proximalen Koronarsegment bestimmt werden. Alternativ zum Infusionskatheter kann auch ein Ultraschallkatheter eingesetzt werden, sodaß neben Gefäßfunktion auch die Gefäßwandstruktur erfaßt werden kann (Drexler et al, Circulation 1994; 89:1615-1623). **b-d**: Blutfluß-Geschwindigkeitssignal des Dopplerdrahts in einer Koronararterie unter Ruhebedingungen (baseline, **b**) und nach intrakoronarer Infusion von Acetylcholin in einer Konzentration von 10^{-8} (**c**) und 10^{-7} M (**d**).

c

Die Bestimmung der endothel-abhängigen Regulation des Gefäßtonus kann durch weitere Tests der Funktionen des Endothels ergänzt werden, wie u.a. die Messung von zirkulierenden Adhäsionsmolekülen, oxidiertem LDL, oxidativem Stress (indirekte Hinweise), von Willebrand Faktor, t-PA und PAI-1. Diese Messung von Plasmaspiegeln stellt zunächst jedoch keinen eigentlichen Funktionstest dar, und die Interpretation dieser Meßwerte für sich allein betrachtet ist nicht einfach.

Literatur

1. *Furchgott RF, Zawadski JV.* The obligatory role of endothelial cells in the relaxation of arterial smooth muscle by acetylcholine. Nature 1980; 288: 373-376

2. *Palmer RMJ, Ashton DS, Moncada S.* Vascular endothelial cells synthesize nitirc oxide from L-arginine. Nature 1988;333:664-6

3. *Moncada S.* The L-arginine: nitric oxide pathway. Acta Phsysiol Scand 1992;145:201-27

4. *Vallance P, Collier J, Moncada S.* Effects of endothelium-derived nitric oxide on peripheral arteriolar tone in men. Lancet 1989;2:997-1000

5. *Waldman SA, Murad F.* Biochemical mechanisms underlying vascular smooth muscle relaxation: the guanylate cyclase-cyclic GMP system. J Cardiovasc Pharmacol 1988;12:suppl 5:S115-S118

6. *Radomski MW, Moncada S.* Biological role of nitric oxide in platelet function. In.: Moncada S, Higgs EA, Berrzueta JR, eds. Clinical relevance of nitric oxide in the cardiovascular system. Madrid: EDICOMPLET, 1991:45-56.

7. *Sinzinger H, Rauscha F, O`Grady J, FitschaP.* Prostaglandin I2 and the nitric oxide donor molsidomine have synergic effects on thromboresistance in man. Br J Clin Pharmacol 1992;33:289-92.

8. *Thom SA, Hughes AD, Martin GN, Sever PS.* The release of the endothelium-dependent relaxing factor from isolated human arteries. J Hypertens Suppl 1985;3:S97-99.

9. *Lüscher TF, Diederich D, Siebenmann R, Lehmann K, Stulz P, von Segessen L, Jang ZH, Turina M, Gradel E, Weber E et al.* Difference between endothelium-dependent relaxation in arterial and in venous coronary bypass grafts. N Engl J Med 1988;319:462-7.

10. *Ludmer PL, Selwyn AP, Shook TL, Mudge GH, Alexander RW, Ganz P.* Paradoxical vasoconstriction induced by acetylcholin in atheroslerotic coronary arteries. N Eng J Med 1986;315:1046-51.

11. *Vallance P, Leone A, Calver A, Collier J, Moncada S.* Accumulation of an endogenous inhibitor of nitric oxide in chronic renal failure. Lancet 1992;339:572-5.

12. *Vallance P, Moncada S.* Role of endogenous nitric oxide in septic shock. New Horiz 1993;1:77-86.

13. *Schulz R, Nava E, Moncada S.* Induction and potential biological relevance of a Ca2+-independent nitric oxide synthase in the myocardium. Br J Pharmacol 1992;105:575-80.

14. *Drexler H.* Nitric oxide synthases in the failing human heart: a doubled-edged sword? Circulation 1999;99(23):2972-5

15. *Vallance P, Moncada S.* Hyperdynamic circulation in cirrhosis: a role for nitric oxide?. Lancet 1991;337:776-8

16. *Guarner C, Soriano F, Tomas A, Bulbena O, Novella MT, Balanzo J, Vilardell F, Mourelle M, Moncada S.* Increased seum nitrite and nitrate levels in patients with cirrhosis: relationship to endotoxemia. Hepatology 1993;18:1139-43

17. *Vane JR, Anggard EE, Botting RM.* Regulary functions of the vascular endothelium. N Engl J Med 1990;3234:27-36

18. *Haynes, WG.* Contribution of endogenous generation of endothelin-1 to basal vascular tone. Lancet 1994;344:852-54

19. *Haynes WG.* Endothelins as regulators of vascular tone in man. Clin Sci 1995;88:509-517.

20. *Kiowski W, Sürtsch G, Hunziker P, Müller P, Kim J, Oechslin E, Schmitt R, Jones R, Bertel O.* Evidence for endothelin-1 mediated vasoconstriction in severe chronic heart failure.

21. *Linz W, Wohlfahrt P, Scholkens BA, Malinski T, Wiemer G.* Interactions among ACE, kinins and NO. Cardiovascular Res 1999;43:549-61

22. *Hornig B, Kohler C, Drexler H.* Role of bradykinin in mediating vascular effects of ACE-inhibitors in humans. Circulation 1997 95(5):1115-8

23. *Benzing R, Fleming I, Blaukat A, Muller-Esterl W. Busse R.* Angiotensin-converting enzyme inhibitor ramiprilat interferes with the sequestration of the B2 kinin receptor within the membrane of native endothelial cells. Circulation 1999;99:2034-40

24. *Taylor SG, Weston AH.* Endothelium-derived hyperpolarizing factor: a new endogenous inhibitor for endothelium. Trends Pharmacol Sci 1988;8:272-4

25. *Fisslthaler B, Popp R, Kiss L, Potente M, Harder DR, Fleming I, Busse R.* Cytochrome P450 2C is an EDHF synthase in coronary arteries. Nature 1999;401:493-7.

26. *Bolz SS, Fisslthaler B, Pieperhoff S, De Witt C, Fleming I, Busse R, Pohl U.* Antisense oligonucleotides against cytochrome P450 2C8 attenuate EDHF-mediated Ca(2+) changes and dilation in isolated resistance arteries. FASEB 2000;14.255-60

27. *Kessler P, Popp R, Busse R, Schini-Kerth.* Proinflammatory mediators chronically downregulate the formation of the endothelium-derived hyperpolarizing facteries via a nitric oxide/cyclic GMP-dependent mechanisms. Circulation 1999;99:1878-84

28. *Drexler H, Zeiher AM, Wollschläger H, Meinertz T, Just H, Bonzel T.* Flow-dependent coronary dilatation in humans. Circulation 1989; 80: 466-474

29. *Hornig B, Maier V, Drexler H.* Physical training improves endothelial function in patients with chronic heart failure. Circulation 1996; 93: 210-214

Andere Funktionen des Endothels

3. Andere Funktionen des Endothels

Neben der Regulation des Gefäßtonus sind andere Funktionen des Endothels für die physiologische Regulation der Gefäßwand und deren strukturelle Integrität von großer Bedeutung (1).

> Zu diesen Endothelzellfunktionen zählen die Adhäsion von Zellen auf der Oberfläche des Endothels sowie die Regulation der Permeabilität (☞ Abb. 3.1).

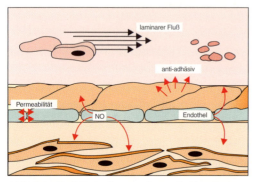

Abb. 3.1: Endothelzellen regulieren die Homöostase der Gefäßwand

Beide Phänomene spielen auch bei den pathologischen Veränderungen von akuten und chronischen Gefäßerkrankungen eine wichtige Rolle (2).

3.1. Endothel und Zelladhäsion

Die Adhäsion von Leukozyten an das Endothel stellt einen wichtigen Schritt in der Einleitung der entzündlichen Reaktion dar. Es ist in den letzten Jahren deutlich geworden, daß die **Einwanderung von Leukozyten** in das Gefäß und das umliegende Gewebe in einer **mehrstufigen Kaskade** verläuft (3).

> Die einzelnen Schritte in der Zelladhäsion laufen geordnet und reguliert nacheinander ab und sind in ihrer Reihenfolge aufeinander angewiesen (4).

Im ersten Schritt kommt es zu einer durch **Zytokine-induzierten Annäherung der Leukozyten an die Gefäßwand**. Die Leukozyten nehmen dann durch Interaktion mit endothelialen Adhäsionsmo-

lekülen den ersten vorsichtigen Kontakt mit der Gefäßwand auf. Molekular wird diese Interaktion durch die sogenannten **Selektine** verursacht. E-, L- und P-Selektine werden rasch auf aktiviertem Endothel exprimiert (5). Sie interagieren mit ihren korrespondierenden Liganden (PSGL-I) auf den Leukozyten (und Thrombozyten). Während dieses ersten Kontaktes bewegen sich die Leukozyten noch rollend auf dem Endothel in Richtung des Blutstromes fort. Fehlen die nachfolgenden Adhäsionsmoleküle, werden die Leukozyten wieder in den Blutstrom zurückgeschwemmt. Bei anhaltender Stimulation des Endothels kommt es jedoch zur Expression einer weiteren Familie von **Adhäsionsmolekülen**, den sogenannten ICAMs. Die Bindung an die ICAMs erfolgt von Seiten der Leukozyten durch die membrangebundenen Integrine. Auch in der Gruppe der ICAMs lassen sich verschiedene Unterfamilien unterteilen, wie ICAM-I, ICAM II und VCAM-I. Durch die Interaktion von ICAM und Integrinen kommt es zur festen Adhäsion von Leukozyten auf der Endothelzelloberfläche. Gleichzeitig werden durch die Bindung an Integrine intrazelluläre **Botenstoffe** freigesetzt, welche zur Freisetzung von gefäßaktiven Substanzen sowie freien Radikalen aus den Leukozyten führen. In einem nächsten Schritt bilden die Leukozyten Pseudopodien aus, welche vermutlich mittels lokaler Sekretion von Proteasen die Zell-Zellkontakte des Endothels lösen und den **Durchtritt der Leukozyten** in die Gefäßwand und das umgebende Gewebe erlauben (☞ Abb. 3.2).

Abb. 3.2: Regulation der Endothelzelladhäsion.

Die oben beschriebenen Mechanismen sind in unterschiedlichen Modellen der Entzündungsreaktion ausführlich untersucht worden. Es konnte gezeigt werden, daß diese Mechanismen bei so unterschiedlichen Erkrankungen wie

• rheumatoider Arthritis
• Atherosklerose
• Autoimmunerkrankungen
• Transplantation

eine wichtige Rolle spielen. Beim Menschen sind verschiedene Versuche gemacht worden, die lokale Expression von Adhäsionsmolekülen mittels diagnostischer Methoden nachzuweisen. Hauptsächlich wurden Untersuchungen durchgeführt, in denen zirkulierende Adhäsionsmoleküle gemessen wurden. Es kommt, nach der Oberflächenexpression von Adhäsionsmolekülen, zu deren Abscherung von der Endothelzelloberfläche und einem Anstieg der zirkulierenden Plasmakonzentration. Es konnte gezeigt werden, daß bei einer Reihe von chronischen Gefäßerkrankungen, wie Atherosklerose und Vaskulitis, die zirkulierenden Adhäsionsmoleküle ICAM sowie die Selektine erhöht sind. Eine erhöhte Konzentration von zirkulierenden Adhäsionsmolekülen wurde auch bei Diabetikern sowie bei Patienten mit Hypercholesterinämie beobachtet (6). Andere Risikofaktoren wie Hypertonie und Hyperurikämie zeigen nur bei einem Teil der Patienten erhöhte Werte für zirkulierende Adhäsionsmoleküle.

> Der regulierte Ablauf der Leukozyten-Adhäsion und -Migration legt es nahe, daß durch Inhibition der Zelladhäsion eine anti-inflammatorische Wirkung erzeugt werden kann.

Tatsächlich haben verschiedene Untersuchungen mit inhibierenden Antikörpern gezeigt, daß die **Inhibition von ICAM-I** die lokale Entzündungsreaktion beeinflussen kann. In transgenen Tiermodellen konnte außerdem gezeigt werden, daß auch die Inhibition der Selektine therapeutisch ausgenutzt werden kann. Eine gemeinsame Hemmung von Selektinen und ICAMs führt zu einer weitgehenden Unterdrückung der entzündlichen Reaktion.

> Diese Befunde sind die Grundlage von therapeutischen Bemühungen, Inhibitoren der einzelnen Adhäsionsmoleküle therapeutisch einzusetzen, um die Pathogenese akuter und chronischer Gefäßerkrankungen zu beeinflussen.

Die Einwanderung von Leukozyten in die Gefäßwand spielt nicht nur bei der Initiation akuter und chronischer Adhäsionen eine Rolle, sondern auch in späteren Phasen der chronischen Gefäßerkrankung (7). Ist in der Gefäßwand bereits ein atherosklerotischer Plaque entstanden, entscheidet die Menge an einwandernden Makrophagen und Lymphozyten über die Natur dieser Läsion. In sogenannten instabilen Plaques sind wesentlich mehr Entzündungszellen vorhanden. Diese sezernieren Zytokine und Proteasen, welche die Bindegewebsstruktur der Gefäßwand verändern und zur **Ruptur** einer Läsion beitragen können (8). Risikofaktoren wie Hypercholesterinämie und/oder Diabetes mellitus verstärken - wie oben beschrieben - die Expression von Adhäsionsmolekülen auf dem Endothel und tragen somit zur Infiltration von Leukozyten in die Gefäßwand bei (☞ Abb. 3.3).

Abb. 3.3: Riskofaktoren schädigen die Endothelzellfunktion und induzieren vaskuläres Remodeling.

> Eine therapeutische Beeinflussung der Adhäsionsmoleküle auf dem Endothel könnte somit zur Stabilisierung von Plaques beitragen.

Diese therapeutischen Möglichkeiten werden zur Zeit in klinisch-experimentellen Studien evaluiert.

3.2. Endotheliale Permeabilität

Neben der Adhäsion von weißen Blutzellen und Thrombozyten stellt die Regulation der Permeabilität eine weitere wichtige Funktion des Gefäßendothels dar.

Endothelzellen stellen die Barriere zwischen den Substanzen des strömenden Blutes und den tieferen Schichten der Gefäßwand her. Sie sind damit einerseits für den Schutz der Gefäßwand vor schädlichen Substanzen verantwortlich, andererseits werden durch das Endothel die physiologischen Transportvorgänge in die Gefäßwand und das umliegende Gewebe reguliert.

Endothelzellen kommen dabei in den unterschiedlichen Gefäßgebieten unterschiedliche Funktionen zu.

• Gefäße in der Hirnstrombahn weisen ein extrem undurchlässiges Endothel auf. Die Endothelzellen bilden hier die **Blut-Hirn-Schranke**, welche nur sehr selektiv den Transport aus dem strömenden Blut in das Hirngewebe zuläßt

In anderen Gefäßgebieten ist das Endothel physiologischerweise weitaus durchlässiger.

• In der Leber z.B. existieren breite Spalten zwischen den Endothelzellen, welche einen freien Austausch von Substanzen aus dem strömenden Blut und dem Lebergewebe ermöglichen

• In der Niere finden wir semi-permeables Endothel, welches Fensterungen (sogenannte Fenestrae) aufweist und einen erleichterten Stofftransport erlaubt

Ein großer Teil der endothelialen Permeabilität wird über die Zell-Zellverbindungen zwischen den Endothelzellen reguliert. Hier spielen besonders die **tight junctions** eine wichtige Rolle. Während wir über die molekulare Struktur der Adhäsionsmoleküle und deren Regulationen in den letzten Jahren viel erfahren haben, sind die molekularen Mechanismen der endothelialen Permeabilität noch nicht gut verstanden. Wichtige Moleküle der tight junctions sind die sogenannten Cadherine. Diese Moleküle sind auf der Zelloberfläche lokalisiert und schließen die Zellen wie bei einem Reißverschluß zusammen. Gleichzeitig besitzen sie intrazelluläre Anteile, durch die dieser "Reißverschluß" reguliert werden kann.

Unter dem Einfluß von Zytokinen und anderen entzündlichen Faktoren kommt es zu einer Veränderung der Permeabilität und zu einem vermehrten Einstrom von Substanzen aus dem strömenden Blut in die Gefäßwand.

Möglicherweise sind an diesem Vorgang auch die Endothelzellen selbst aktiv beteiligt. Freie Radikale sowie die Adhäsion von Leukozyten an das Endothel scheinen die Permeabilität mit beeinflussen zu können (☞ Abb. 3.4).

Abb. 3.4: Molekulare Mechanismen der endothelialen Zellpermeabilität.

Eine gestörte Permeabilität des Endothels kann einmal zu **vermehrter Ablagerung von Lipiden und anderen pathologisch-wirkenden Substanzen in der Gefäßwand** führen (9). Zusätzlich können Wachstumsfaktoren und vasoaktive Hormone vermehrt in die Gefäßwand gelangen und dort strukturelle Veränderungen beeinflussen.

Störungen der endothelialen Permeabilität sind bei Patienten mit Hypertonie, Hypercholesterinämie und Diabetes mellitus nachgewiesen worden.

Insbesondere bei Patienten mit **Diabetes mellitus** können Permeabilitätsveränderungen der kleinen Gefäße am Augenhintergrund bereits in einer frühen Phase der Erkrankung nachgewiesen werden. Werden Austritte von Albumin am Augenhintergrund beobachtet, weist dies auf erste Schädigungen des Gefäßsystems hin und stellt ein prognostisch ungünstiges Zeichen dar. Auch die **Mikroalbuminurie**, welche als klinisches Zeichen einer erhöhten kardiovaskulären Morbidität und Mortalität aufgefaßt werden kann, kommt durch Störungen der Permeabilitätsbarriere in der Niere zustande. Neben dem Endothel sind hier auch Veränderungen der Basalmembran verantwortlich zu machen.

Klinische Untersuchungen zu Permeabilitätsstörungen der Gefäßwand sind methodisch schwierig und es liegen nur wenige Untersuchungen dazu vor. Es ist gezeigt worden, daß bei Patienten mit

Diabetes mellitus und Hypertonie der Austritt von Albumin in die Gefäßwand gesteigert ist. Diese Veränderungen konnten durch eine antihypertensive Therapie normalisiert werden. Es ist davon auszugehen, daß auch die Beeinflussung anderer Risikofaktoren für kardiovaskuläre Erkrankungen die endotheliale Permeabilitätsbarriere beeinflußt. Allerdings sind hier noch weitere klinische Untersuchungen notwendig.

3.3. Weitere Funktionen des Endothels

Das Endothel spielt auch eine wichtige Rolle in der Physiologie und Pathophysiologie der Blutgerinnung.

> Physiologischerweise haben Endothelzellen ausgeprägte antithrombotische Eigenschaften.

Verschiedene der in diesem Band vorgestellten Faktoren wie NO und Prostazyklin werden von Endothelzellen freigesetzt. Diese können als Inhibitoren der Thrombozytenaktivierung und damit der Blutgerinnung wirken.

> Störungen der Endothelzellfunktion bewirken daher eine verstärkte Neigung in Richtung Koagulation und Thrombose.

Eine Schädigung der Endothelzellen kann auch die **Fibrinolyse** beeinflussen. So ist die Expression von antikoagulatorischen Proteinen, wie Plasminogen-aktivierendem Faktor, in geschädigten Endothelzellen stark beeinträchtigt.

Schließlich können Endothelzellen auch **Matrixproteine** bilden und damit strukturelle Veränderungen in der Gefäßwand beeinflussen. Vermehrte Bildung von Bindegewebe sowie pathologische Veränderungen der Basalmembran können durch geschädigtes Endothel hervorgerufen werden. Bei Patienten mit Diabetes mellitus ist eine vermehrte Bildung von Kollagen IV sowie Fibronektin in Endothelzellen gezeigt worden.

In den Tabellen 3.1 und 3.2 sind wichtige Funktionen des Endothels zusammengefaßt und einige pathophysiologische Konsequenzen in Bezug auf das Kreislaufsystem dargestellt. Die detaillierte Besprechung der in den Tabellen 3.1 und 3.2 aufgeführten Funktionen (und weiterer Funktionen)

und deren Ausfall würde den Rahmen dieses Buches sprengen, wird jedoch in einigen der hier zitierten Literaturstellen behandelt (u.a. 10).

Funktionen des Endothels
1. Bildung und Freisetzung vasoaktiver Substanzen
• Endothelium-derived-relaxing-factor = EDRF = NO   • Endothelium-derived-hyperpolarization-factor = EDHF   • Prostaglandine   • Endothelin
2. Umbau/Abbau vasoaktiver Substanzen
• Angiotensin I   • Bradykinin   • Serotonin   • ADP   • Adenosin   • Noradrenalin
3. Homöostase, Thrombolyse/Fibrinolyse

• Bildung von
   - Plasminogen Aktivator (t-PA)
   - Thrombomodulin
   - Plasminogen Activator Inhibitor (PAI-I)
   - Plättchen-aktivierender Faktor (PAF)
   - von-Willebrand-Faktor, "Heparine"

4. Regulation von Leukozytenadhäsion, Lipid-up-take
• Expression von Oberflächen-Adhäsionsmolekülen (u.a. ELAM-1, ICAM-1, VCAM-1)   • Sekretion von Monozyten-Stimulationsfaktor, LDL-und Scavenger Rezeptor, LOX (Rezeptor für oxidiertes LDL)

Tab. 3.1: Funktionen des Endothels.

	Funktion	Klinik
Vasoaktive Substanzen	Vasodilatantien, Vasokonstriktion, Regulation der Durchblutung, langfristig struktureller Gefäßumbau	Vasospasmus, Hypertonie, Atherosklerose, Angina pectoris bei normalen Koronararterien
Homöostase/Gerinnung	Hemmung der Plättchenadhäsion und aggregativen Hemmung bzw. Aktivierung des fibrinolytischen Systems	Thrombose, Infarkt
Adhäsionsmoleküle	Adhäsion von Leukozyten ⇒ Entzündung, zytotoxische Wirkung	Reperfusion nach Infarkt (Reperfusionsschaden), Arteriosklerose

Tab. 3.2: Funktion und Pathophysiologie der endothelialen Regulation.

Literatur

1. *Haller H.* Endothelial function. General considerations. Drugs 1997; 53 Suppl 1: 1-10

2. *Gimbrone MA Jr.* Vascular endothelium: an integrator of pathophysiologic stimuli in atherosclerosis. Am J Cardiol 1995; 75: 67B-70B

3. *Butcher EC.* Leukocyte-endothelial cell recognition: three (or more) steps to specifity. Cell 1991;67:1033-6

4. *Cotran RS, Mayadas-Norton T.* Endothelial adhesion molecules in health and disease. Pathol Biol (Paris) 1998; 46: 164-70

5. *Hartwell DW, Wagner DD.* New discoveries with mice mutant in endothelial and platelet selectins. Thromb Haemost 1999; 82: 850-7

6. *Blann AD, Lip GY.* Endothelial integrity, soluble adhesion molecules and platelet markers in type 1 diabetes mellitus. Diabet Med 1998;15: 634-42

7. *Alexander RW.* Theodore Cooper Memorial Lecture. Hypertension and the pathogenesis of atherosclerosis. Oxidative stress and the mediation of arterial inflammatory response: a new perspective.Hypertension 1995; 25: 155-61

8. *Libby P, Geng YJ, Aikawa M, Schoenbeck U, Mach F, Clinton SK, Sukhova GK, Lee RT*: Macrophages and atherosclerotic plaque stability. Curr Opin Lipidol 1996; 7: 330-5

9. *Dart AM, Chin-Dusting JP*: Lipids and the endothelium. Cardiovasc Res 1999; 43: 308-22

10. *Cines DB, Pollak ES, Buck CA, Loscalzo J, Zimmerman GA, McEver RP, Pober JS, Wick TM, Konkle BA, Schwartz BS, Barnathan ES, McCrae, KR, Hug BA, Schmidt AM, Stern DM.* Endothelial cells in physiology and in the pathophysiology of vascular disorders. Blood 1998; 91: 3527-61

Endotheldysfunktion

4. Endotheldysfunktion

Der **Begriff der Endotheldysfunktion** ist nicht klar und in allgemein akzeptierter Weise definiert und wird in erster Linie im Sinne einer "klinischen Beschreibung" eingesetzt, die darstellen soll, daß die normalen Funktionen des Endothels beeinträchtigt sind. Wie in Kapitel 2. und 3. dargestellt, erfüllt das Endothel eine Reihe von Funktionen.

> Aus klinischer Sicht ist die Endothel-abhängige Vasodilatation eine gut messbare Funktion, deren klinische Bedeutung offensichtlich ist, und die in den letzten Jahren für viele Risikofaktoren und kardiovaskuläre Erkrankungen recht gut untersucht worden ist.

Dabei wurde die Endotheldysfunktion klinisch, wie auch in diesem Buch, als **verminderte NO-Aktivität oder NO-Verfügbarkeit definiert**. Umfangreiche, klinische Untersuchungen haben gezeigt, daß **mit einer gestörten Endothel-abhängigen Vasodilatation in der Regel andere essentielle Funktionen des Endothels beeinträchtigt sind**. Insofern wird die gestörte Endothel-abhängige Vasodilatation als Indikator für eine generelle funktionelle Schädigung des Endothels *interpretiert* (nicht gleichgesetzt). Dies ist vielleicht insofern auch berechtigt (wenn auch nicht bewiesen, insbesondere nicht im Einzelfalle), als NO fundamental nicht nur den Gefäßtonus beeinflußt, sondern auch in die Regulation anderer Endothelfunktionen eingreift. So wird durch NO z.B. die Expression und Wirkung von Endothelin moduliert (☞ Abb. 2.4) oder die Anlagerung und Aggregation von Plättchen und Leukozyten inhibiert (☞ Abb. 3.1 und 3.3.).

> Insbesondere ist davon auszugehen, daß eine gestörte endotheliale NO-Verfügbarkeit (definiert als die NO-Konzentration, die biologisch als NO wirksam werden kann und nicht inaktiviert oder in toxische Substanzen umgewandelt wird) ein gestörtes Gleichgewicht in der Endothelzelle anzeigt.

Die biologische NO-Verfügbarkeit wird nicht nur von der endothelialen Produktion, sondern auch von der Inaktivierung von NO bzw. Umwandlung bzw. Einbau in andere Substanzen bestimmt

(☞ Abb. 4.1). Eine vermehrte Konzentration von Radikalen, insbesondere Sauerstoffradikalen bzw. eine verminderte endogene antioxidative Kapazität (☞ Abb. 4.2) vermindert die biologische Verfügbarkeit von NO.

Abb. 4.1: Produktion von NO und Abbau durch Sauerstoffradikale determiniert die biologische Verfügbarkeit von NO.

Abb. 4.2:

Ein gestörtes Gleichgewicht signalisiert nicht nur eine verminderte endotheliale NO-Verfügbarkeit und damit eine verminderte endothel-abhängige Vasodilatation, sondern auch eine Dominanz von oxidativem Stress (☞ Abb. 4.2), welcher mit Aktivierung von Signaltransduktionswegen verbunden ist, die als proinflammatorisch, proliferativ und proarteriosklerotisch anzusehen sind (☞ Abb. 4.3). In der Tat kann die endotheliale NO-Synthase bei Mangel an notwendigen Kofaktoren, die zur NO-Bildung notwendig sind, selbst Sauerstoff-Radikale bilden. Dies wurde für den intrazellulären Mangel an Tetrahydrobiopterin und L-Arginin gezeigt (1, 2). Während oxidativer Stress u.a. den Transkriptionsfaktor NF kappa B aktiviert mit der Folge einer Reihe von proinflammatorischen und proarteriosklerotischen Effekten (4.3), wird die Aktivierung von NF kappa B durch "physiologische" Konzentrationen von NO inhibiert (3). Ähnliche Überlegungen gelten auch für NO als antiapoptotisches Molekül, denn NO kann über eine Reihe von Mechanismen, z.B. Nitrosylierung von proapoptotischen Caspasen, die Apoptose von Endothelzellen hemmen (4). Dies unterstreicht eine **zentrale Rolle von NO** nicht nur als Effektormolekül, das über cGMP Vasodilatation hervorruft, sondern **als fundamentales Signaling-Werkzeug in der Zelle** (5).

Abb. 4.3: Aktivierung von proinflammatorischen, proliferativen und proarteriosklerotisch anzusehenden Signaltransduktionswegen.

Obwohl also die Definition der Endotheldysfunktion als "verminderte biologische Verfügbarkeit von NO" nicht strenge wissenschaftliche Kriterien erfüllt, ist diese Definition für die klinische Belange durchaus adäquat. Eine Endotheldysfunktion in diesem Sinne ist praktisch bei allen Risikofaktoren für die Arteriosklerose und kardiovaskulären Erkrankungen beobachtet worden (☞ Abb. 4.4).

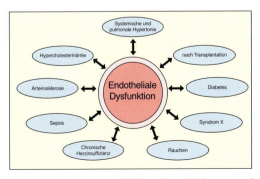

Abb. 4.4.: Endotheldysfunktion, Arteriosklerose und kardiovaskuläre Erkrankungen.

Dabei ist zu betonen, daß die molekularen Ursachen und Charakteristika der Endotheldysfunktion bei verschiedenen Risikofaktoren und kardiovaskulären Erkrankungen durchaus unterschiedlich sind. In den folgenden Kapiteln wird die Endotheldysfunktion anhand einiger relevanten Risikofaktoren und kardiovaskulärer Erkrankungen genauer charakterisiert.

> Wenn hierbei der Schwerpunkt der Erörterung auf der endothelialen NO-Verfügbarkeit liegt, so wird zum einen der essentiellen Rolle von NO im Endothel Rechnung getragen, ohne daß übersehen werden soll, daß andere Funktionen des Endothels eine wichtige Bedeutung bei der Entstehung von funktionellen und strukturellen Alterationen der Gefäße haben.

Die Beschreibung aller Erkrankungen würde allerdings den Rahmen dieses Buches sprengen; hier sei auf entsprechende Übersichtsartikel verwiesen, z.B. zur Sepsis, pulmonalen Hypertonie oder Transplantvaskulopathie (6).

Literatur

1. *Cosentino F, Patton S, d`Uscio LV, werner ER, Werner-Felmayer G, Moreau P, Malinski T, Lüscher TF.* Tetrahydrobiopterin alters superoxide and nitric oxide release in prehypertensive rats. J Clin Invest 1998:101:1530-7

2. *Vergnani L, Hatrik S, Ricci F, Passaro A, Manzoli N, Zhuliai G, Brovkovych V, Fellin R, Malinski T.* Effect of native and oxidized low-density lipoprotein on endothelial nitric oxide and superoxide production – Key role of L-Arginine availability. Circulation 2000;101:1261-1266

3. *Peng HB, Libby P, Liao JK.* Induction and stbilization of I kappa B alpha by nitric oxide mediates inhibition of NF-kappa B. J Biol chem 1995;270:14214-9.

4. *Dimmeler S, Haendeler J, Nehls M, Zeiher AM.* Suppression of apoptosis by nitric oxide via inhibition of interleukin-1β-converting enzyme (ICE)-like and cysteine protease protein (CPP)-32-like proteases. J Exp Med 1997;185:601-7

5. *Stamler JS.* Redox signaling: nitrosylation and related target interactions of nitric oxide. Cell 1994;78:931-6

6. *Drexler H.* Endothelial dysfunction: clinical implications. Prog. Cardiovasc Dis 1997;39:287-324

Endotheldysfunktion, Progression der Arteriosklerose und Prognose

5. Endotheldysfunktion, Progression der Arteriosklerose und Prognose

5.1. Experimentelle Untersuchungen

Die bedeutsamen **kardiovaskulären Risikofaktoren**, wie

- die Hypercholesterinämie
- die arterielle Hypertonie
- der Diabetes mellitus
- das Rauchen sowie
- eine positive Familienanamnese

führen zu einer Endotheldysfunktion.

> Zahlreiche Befunde sprechen dafür, daß diese Endotheldysfunktion kein Begleitphänomen darstellt, sondern an der Entwicklung und Progression der Atherosklerose beteiligt ist.

Die **Endotheldysfunktion** ist dabei nicht auf eine Beeinträchtigung der endothel-abhängigen Vasodilatation beschränkt, sondern betrifft auch andere wichtige Funktionen des Endothels, wie

- die Regulation der Leukozytenadhäsion und -infiltration sowie
- der Thrombozytenadhäsion und -aggregation

Gerade die Beeinträchtigung dieser Funktionen des Endothels ist für die pro-atherogenen Effekte der Endotheldysfunktion von besonderer Bedeutung, denn die Infiltration von Leukozyten spielt eine zentrale Rolle bei der Entwicklung atherosklerotischer Läsionen.

Für die **verstärkte Leukozyten-Adhäsionsneigung**, die unter anderem bei der Hypercholesterinämie beobachtet wird, scheint die verminderte Bioverfügbarkeit von **Stickstoffmonoxid** (NO) von großer Bedeutung zu sein (1-6). So führte die Behandlung mit L-Arginin, dem Substrat der NO-Synthase, sowohl bei Patienten mit Hypercholesterinämie als auch bei cholesterin-gefütterten Kaninchen zu einer erheblichen Reduktion der Leukozyten-Adhäsionsneigung am Endothel (1,2). Die Inhibition der NO-Synthase war auf der anderen Seite mit einer Zunahme der Leukozyten-Adhäsionsneigung am Endothel in vitro und auch in vivo (beim Kaninchen) verbunden, was eben-

falls den Einfluß von NO auf die Leukozytenadhäsion deutlich macht (1,3-5).

Die Leukozyten-Adhäsionsneigung am Endothel wird entscheidend durch **Adhäsionsmoleküle**, wie

- das "intercellular adhesion molecule 1" (ICAM-1) und
- das "vascular cell adhesion molecule 1" (VCAM-1)

vermittelt. Eine vaskuläre Überexpression der NO-Synthase führte bei cholesterin-gefütterten Kaninchen sehr rasch zu einer Suppression der Expression von Adhäsionsmolekülen (ICAM-1, VCAM-1), so daß die Leukozyten-Infiltration in die arterielle Gefäßwand erheblich reduziert war (6). Auch das "monocyte chemoattractant protein 1" (MCP-1) ist ein potenter Regulator der vaskulären Leukozyteninfiltration und spielt für den atherosklerotischen Prozeß eine wichtige Rolle. Untersuchungen an "knock-out" Mäusen zeigten, daß das Ausschalten des Rezeptors für MCP-1 zu einer erheblich verminderten Ausprägung atherosklerotischer Läsionen in ApoE-defizienten Mäusen führte, die normalerweise eine schwere Atherosklerose entwickeln (7). Auch die Expression von MCP-1 wird entscheidend durch NO reguliert. So führte die Inhibition der endothelialen NO-Synthase zu einer vermehrten MCP-1 Expression, während die Zugabe von NO beziehungsweise der Gentransfer der NO-Synthase in Endothelzellen in vitro die MCP-1 Expression erheblich inhibierte (8-10).

Auch eine Reihe andere potentiell **antiatherosklerotische Effekte** könnten durch NO vermittelt werden. So zeigten mehrere Untersuchungen, daß NO die Proliferation glatter Gefäßmuskelzellen inhibieren kann (11-13) und auch die Endothelin-Freisetzung aus der arteriellen Gefäßwand supprimiert (14; ☞ Abb. 5.1).

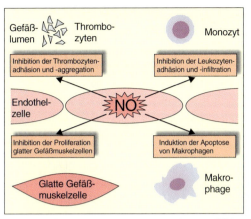

Abb. 5.1: Potentiell antiatherosklerotische Effekte von Stickstoffmonoxid (NO).

Die Annahme, daß die reduzierte Bioverfügbarkeit von NO eine zentrale Rolle in der Atherogenese spielt, führte zu der Hypothese, daß die Wiederherstellung der NO-Wirkung zu einer Reduktion der Ausprägung atherosklerotischer Läsionen *in vivo* führen könnte.

Cooke et al. konnten erstmalig zeigen, daß die Behandlung mit L-Arginin, dem Substrat der NO-Synthase, zu einer Reduktion der morphologischen Ausprägung atherosklerotischer Läsionen (Intimadicke, Größe der Läsionen) bei cholesterin-gefütterten Kaninchen führte, was mit einer Verbesserung der endothel-abhängigen Vasodilatation einherging (15,16). Boeger et al.(17) konnten ebenfalls durch die Behandlung mit L-Arginin die Progression der Atherosklerose bei cholesterin-gefütterten Kaninchen aufhalten. Auch in einem anderen tierexperimentellen Modell der Atherosklerose, der LDL-Rezeptor-"knockout"-Maus, führte die Behandlung mit L-Arginin zu einer erheblichen Reduktion der Ausprägung atherosklerotischer Läsionen, was dieses Konzept weiter unterstützt (18). Die Inhibition der NO-Synthase führte auf der anderen Seite zu einer verstärkten Neo-Intima Bildung in cholesterin-gefütterten Kaninchen, was nicht durch einen Anstieg des systemischen Blutdrucks zu erklären war und somit ebenfalls auf den antiatherosklerotischen Effekt von NO hinweist (19). Von besonderer Bedeutung für die Situation beim Patienten ist die Frage, ob durch die Verbesserung der Bioverfügbarkeit von NO auch eine Rückbildung bereits bestehender atherosklerotischer Läsionen erreicht werden

kann. Tatsächlich konnte bei cholesterin-gefütterten Kaninchen nach Behandlung mit L-Arginin eine Regression bereits bestehender atherosklerotischer Läsionen gezeigt werden (20). Ein möglicher zugrunde liegender Mechanismus könnte die NO-vermittelte Apoptose von Makrophagen in atherosklerotischen Läsionen darstellen (21).

Auch die **Thrombozytenadhäsion und -aggregation** wird entscheidend durch NO, welches die Thrombozyten auch selber bilden, reguliert (22-25). Eine reduzierte Bioverfügbarkeit von NO könnte deshalb auch thrombotische vaskuläre Ereignisse bei Patienten mit Atherosklerose begünstigen. Freedman et al. konnten zeigen, daß die Bildung von NO durch Thrombozyten bei Patienten mit einem akuten Koronarsyndrom erheblich reduziert ist im Vergleich zu Patienten mit stabiler Angina pectoris, was darauf hinweist, daß die reduzierte NO-Bildung an der Entstehung akuter Koronarsyndrome beteiligt sein könnte (26). Eine deutliche Reduktion der Thrombozyten-Aggregationsneigung konnte durch die Behandlung mit L-Arginin bei Patienten mit Hypercholesterinämie und bei hypercholesterinämischen Tieren erreicht werden (23,24).

5.2. Klinische Beobachtungen

Aufgrund dieser experimentellen Ergebnisse stellt sich die Frage, ob die **Endotheldysfunktion** auch bei Patienten die **Progression der Arteriosklerose** und/oder die Prognose beeinflußt, z.B. indem das Auftreten kardiovaskulärer Ereignisse bei Patienten mit Endotheldysfunktion erhöht ist. Gesicherte Daten zur prognostischen Bedeutung der Endotheldysfunktion, aufgrund großer prospektiver Studien, liegen zur Zeit noch nicht vor. Allerdings wurden kürzlich erste retrospektive Auswertungen von einigen klinischen Untersuchungen zur Endothelfunktion berichtet, welche diese Fragestellung in relativ kleinen Kollektiven untersucht und im Prinzip konsistente Beobachtungen gemacht haben.

Eine japanische Arbeitsgruppe untersuchte die endothel-abhängige Vasodilatation der koronaren Mikrozirkulation, gemessen als koronare Blutflußänderung nach Azetylcholin-Gabe als Maß für die Endothelfunktion bei 150 Patienten ohne epikardiale Stenosen. Sie fanden, daß kardiovaskuläre Ereignisse (Tod, Bypass-Op, Infarkt/instabile AP)nur in den Gruppen mit einer deutlich reduzierten Endothelfunktion auftraten (27). Ähnliche Beobachtungen wurden von der Mayo Clinic Gruppe gemacht. Auch hier war die koronare Blutflußänderung nach Azetylcholin-Gabe bei 157 Patienten mit geringgradigen koronaren Stenosen (< 30 %) ein Prädiktor für zukünftige kardiovaskuläre Ereignisse. Über einen Beobachtungszeitraum von im Mittel 28 Monaten traten kardiovaskuläre Ereignisse (6 Ereignisse) nur in der Gruppe der Patienten mit der am stärksten eingeschränkten Endothelfunktion auf (28, ☞ Abb. 5.2).

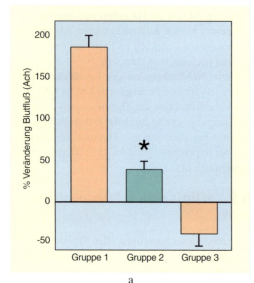

a

b

Abb. 5.2a+b: a: Änderung des koronaren Blutflusses in % als Reaktion auf Acetylcholin (Ach) bei Patienten mit normaler Endothelfunktion (Gruppe 1), Patienten mit mäßiger Endotheldysfunktion (Gruppe 2) und Patienten mit starker Endotheldysfunktion.
* $p < 0.0001$ vs Gruppen 1 und 2
b: kardiale Ereignisse (perkutane Revaskularisationen und Myokardinfarkt, CABG und/oder Herztod) bei Patienten mit normaler Endothelfunktion (Gruppe 1), Patienten mit mäßiger Endotheldysfunktion (Gruppe 2) und Patienten mit starker Endotheldysfunktion.
† $p < 0.05$ vs Gruppen 1 und 2 (modif. nach [28]).

Schächinger et al. wertete den klinischen Verlauf von Patienten aus, die von der Freiburger Arbeitsgruppe zwischen 1988 und 1994 bezüglich der koronaren Endothelfunktion untersucht wurden. Sowohl die Acetylcholin-induzierte koronare Vasokonstriktion als auch die koronare Fluß-abhängige, endothel-vermittelte Vasodilatation (FDD) epikardialer Koronararterien bei 120 Patienten ohne signifikante Koronarstenosen war ein unabhängiger Prädiktor kardiovaskulärer Ereignisse (über einen Beobachtungszeitraum von 82 ± 43 Monaten insgesamt 14 kardiovaskuläre Ereignisse; 29). Erste Untersuchungen deuten auch daraufhin, daß die endothel-abhängige Vasodilatation peripherer Leitungsgefäße prognostische Relevanz besitzt. Bei 77 Patienten, welche zur Abklärung von pektanginösen Beschwerden stationär aufgenommen waren und dann über 5 Jahre beobachtet wurden, zeigte sich, daß eine reduzierte Fluß-abhängige, endothel-vermittelte Vasodilatation der Arteria brachialis einen unabhängigen

Prädiktor für das Auftreten kardiovaskulärer Ereignisse darstellte (30). Diese Studien unterstützen somit das Konzept, daß eine beeinträchtigte Endothelfunktion tatsächlich mit einem erhöhten Risiko von kardiovaskulären Ereignissen beim Patienten verbunden ist. Allerdings sind die o.g. Daten erst kürzlich vorgestellt worden und großteils noch nicht original publiziert worden. Darüber hinaus handelt es sich um retrospektive Analysen, wobei nicht bekannt ist, inwieweit der Follow-up komplett war. Große prospektive Studien sind notwendig und sind z.Z im Gange (u.a. Framingham) zur Klärung der klinisch relevanten Frage, in wieweit der endothel-abhängigen Vasodilatation eine prognostische Bedeutung zukommt. Allerdings sind die Ergebnisse bereits publizierter Interventionsstudien, u.a. die AVERT-Studie (mit Atorvastatin) (31), durchaus mit einem raschen vaskulären Effekt, wie dies für die Endothelfunktion der Fall ist, erklärbar. Es steht jedoch der Beweis aus, daß eine endotheliale Dysfunktion ein kausales Element darstellt, dessen Prävention die Entstehung und Progression der Arteriosklerose günstig beeinflusst.

> Sollten sich allerdings die o.g. vorläufigen Beobachtungen bestätigen, so würde die Beeinflussung der Endothelfunktion eine klinisch relevante, neue therapeutische Zielgröße darstellen.

Literatur

1. *Tsao PS, McEvoy LM, Drexler H, Butcher EC, Cooke JP*. Enhanced endothelial adhesiveness in hypercholesterolemia is attenuated by L-arginine. Circulation 1994;89:2176-2182

2. *Theilmeier G, Chan JR, Zalpour C, Anderson B, Wang BY, Wolf A, Tsao PS, Cooke JP*. Adhesiveness of mononuclear cells in hypercholesterolemic humans is normalized by dietary L-arginine. Arterioscler Thromb Vasc Biol 1997;17:3557-3564

3. *Kubes P, Suzuki M, Granger DN*. Nitric oxide: an endogenous modulator of leukocyte adhesion. Proc Natl Acad Sci USA 1991;88:4651-4655

4. *Bath PM, Hassall DG, Gladwin AM, Palmer RM, Martin JF*. Nitric oxide and prostacyclin. Divergence of inhibitory effects on monocyte chemotaxis and adhesion to endothelium in vitro. Arterioscler Thromb 1991;11:254-260

5. *Tsao PS, Buitrago R, Chan JR, Cooke JP*. Fluid flow inhibits endothelial adhesiveness. Nitric oxide and transcriptional regulation of VCAM-1. Circulation 1996;94:1682-1689

6. *Qian H, Neplioueva V, Shetty GA, Channon KM, George SE*. Nitric oxide synthase gene therapy rapidly reduced adhesion molecule expression and inflammatory cell infiltration in carotid arteries of cholesterol-fed rabbits. Circulation 1999;99:2979-2982

7. *Boring L, Gosling J, Cleary M, Charo IF*. Decreased lesion formation in CCR2-/- mice reveals a role for chemokines in the initiation of atherosclerosis. Nature 1998;394:894-897

8. *Zeiher AM, Fisslthaler B, Schray-Utz B, Busse R*. Nitric oxide modulates the expression of monocyte chemoattractant protein 1 in cultured human endothelial cells. Circ Res 1995;76:980-986

9. *Tsao PS, Wang B, Buitrago R, Shyy JY, Cooke JP*. Nitric oxide regulates monocyte chemotactic protein-1. Circulation 1997;96:934-940

10. *Niebauer J, Dulak J, Chan JR, Tsao PS, Cooke JP*. Gene transfer of nitric oxide synthase - effects on endothelial biology. J Am Coll Cardiol 1999;34:1201-1207

11. *Garg UC, Hassid A*. Nitric oxide-generating vasodilators and 8-bromo-cyclic guanosine monophosphate inhibit mitogenesis and proliferation of cultured rat vascular smooth muscle cells. J Clin Invest 1989;83:1774-1777

12. *Von der Leyen HE, Gibbons GH, Morishita R, Lewis NP, Zhang L, Nakajima M, Kaneda Y, Cooke JP, Dzau VJ*. Gene therapy inhibiting neointimal vascular lesion: in vivo transfer of endothelial cell nitric oxide synthase gene. Proc Natl Acad Sci USA 1995;92:1137-1141

13. *Boeger-RH, Bode-Boeger SM, Kienke S, Stan AC, Nafe R, Frolich JC*. Dietary L-arginine decreases myointimal cell proliferation and vascular monocyte accumulation in cholesterol-fed rabbits. Atherosclerosis 1998;136:67-77

14. *Boulanger C, Lüscher T*. Release of endothelin from the porcine aorta. J Clin Invest 1990;85:587-90

15. *Cooke JP, Singer AH, Tsao PS, Zera P, Rowan RA, Billingham ME*. Anti-atherogenic effects of L-arginine in the hypercholesterolemic rabbit. J Clin Invest 1992;90:1168-1172

16. *Wang BY, Singer AH, Tsao PS, Drexler H, Kosek J, Cooke JP*. Dietary arginine prevents atherogenesis in the coronary artery of the hypercholesterolemic rabbit. J Am Coll Cardiol 1994;23:452-458

17. *Boeger RH, Bode-Boeger SM, Brandes RP, Phivthong-ngam L, Bohme M, Nafe R, Mugge A, Frolich JC*. Dietary L-arginine reduces the progression of athe-

rosclerosis in cholesterol-fed rabbits: comparison with lovastatin. Circulation 1997;96:1282-1290

18. *Aji W, Ravalli S, Szabolcs M, Jiang X, Sciacca RR, Michler RE, Cannon PJ*. L-arginine prevents xanthoma development and inhibits atherosclerosis in LDL receptor knock out mice. Circulation 1997;95:430-437

19. *Cayatte AJ, Palacine JJ, Horten K, Cohen RA*. Chronic inhibition of nitric oxide production accelerates neointima formation and impairs endothelial function in hypercholesterolemic rabbits. Arterioscler Thromb 1994;14:753-759

20. *Candipan RC, Wang BY, Buitrago R, Tsao PS, Cooke JP*. Regression or progression. Dependency on vascular nitric oxide. Arterioscler Thromb Vasc Biol 1996;16:44-50

21. *Wang BY, Ho HK, Lin PS, Schwarzacher SP, Pollman MJ, Gibbons GH, Tsao PS, Cooke JP*. Regression of atherosclerosis: role of nitric oxide and apoptosis. Circulation 1999;99:1236-1241

22. *De Draaf JC, Banga JD, Moncada S, Palmer RM, de-Groot PG, Sixma JJ*. Nitric oxide functions as an inhibitor of platelet adhesion under flow conditions. Circulation 1992;85:2284-2290

23. *Tsao PS, Theilmeier G, Singer AH, Leung LL, Cooke JP. L-arginine attenuates platelet reactivity in hypercholesterolemic rabbits. Arterioscler Thromb 1994;14:1529-1533*

24. *Wolf A, Zalpour C, Theilmeier G, Wang BY, Ma A, Anderson B, Tsao PS, Cooke JP*. Dietary L-arginine supplementation normalizes platelet aggregation in hypercholesterolemic humans. J Am Coll Cardiol 1997;29:479-485

25. *Diodati JG, Dakak N, Gilligan DM, Quyyumi AA*. Effect of atherosclerosis on endothelium-dependent inhibition of platelet activation in humans. Circulation 1998;98:17-24

26. *Freedman JE, Ting B, Hankin B, Loscalzo J, Keaney JF, Vita JA*. Impaired platelet production of nitric oxide predicts presence of acute coronary syndroms. Circulation 1998;98:1481-1486

27. *Murakami T, Mizuno S, Kaku B*. Clinical morbidities in subjects with Doppler-evaluated endothelial dysfunction of coronary artery. J Am Coll Cardiol 1998;31(Suppl.A): 419A (abstract)

28. *Al Suwaidi J, Hamasaki S, Higano ST, Velianou JL, Araujo NA, Lerman A*. Long-term follow-up of patients with mild coronary artery disease and endothelial dysfunction. Circulation 2000;101:948-54

29. *Schächinger V, Britten MB, Zeiher AM*. Impaired epicardial coronary vasoreactivity predicts for adverse cardiovascular events during long-term follow-up. Circulation 1999;100 (Suppl.1): I-54 (abstr)

30. *Neunteufel T, Heher S, Katzenschlager R, Wslfl G, Maurer G, Weidinger F*. Long-term prognostic value of flow-mediated vasodilation in the brachial artery of patients with angina pectoris: results of a 5-year follow-up study. Circulation 1999;100 (Suppl.1): I-48 (abstract)

31. *Pitt B, Waters D, Brown WV, van Boven AJ, Schwartz L, Title LM, Eisenberg D, Shurzinske L, McCormick LS*. Aggressive lipid-lowering therapy compared with angioplasty in stable coronary artery disease. Atorvastatin versus Revascularization Treatment Investigators. N Eng. J Med 1999;341(2).

Arterielle Hypertonie

6. Arterielle Hypertonie

Wie in Kapitel 2. im Detail besprochen, wird NO kontinuierlich im Endothel durch die endotheliale NO-Synthase gebildet und freigesetzt. Diese kontinuierliche basale NO-Sekretion hält die Gefäße in einem "dilatierten" Zustand. Dies gilt auch für periphere Widerstandsgefäße, welche den Blutdruck im wesentlichen regulieren. Hemmung dieser basalen NO-Bildung und Freisetzung führt im Tierversuch kurz und langfristig zu hypertonen Blutdruckwerten. Auch die Ausschaltung des Gens für die eNOS führt zu erhöhten Blutdruckwerten.

Es lag somit der Verdacht nahe, daß eine arterielle Hypertonie durch einen Defekt der endothelialen NO-Produktion bedingt ist.

In der Tat konnte gezeigt werden, daß auch die basale Freisetzung von **NO bei Patienten mit arterieller Hypertonie vermindert** ist (1, 2). Darüber hinaus findet sich bei Patienten mit essentieller Hypertonie eine **reduzierte Endothel-abhängige Vasodilatation in den peripheren Widerstandsgefäßen nach Stimulation** (3,4; ☞ Abb. 6.1). Die verminderte Acetylcholin-vermittelte Vasodilatation bei arterieller Hypertonie kann im Einzelfall offensichtlich sehr variabel sein und ist nicht bei allen Patienten nachweisbar (5).

Die meisten, jedoch nicht alle Untersuchungen weisen daraufhin, daß bei arterieller Hypertonie die verminderte Endothel-abhängige Vasodilatation auch in epikardialen Koronararterien und in den Widerstandsgefäßen auftritt (6-9). Da die arterielle Hypertonie häufig mit einem variablen Grad der kardialen Hypertrophie verbunden ist, ist die Mikrozirkulationsstörung schwierig zu beurteilen. Daher wird der Einfluß der systemischen Hypertonie auf die Veränderung der koronaren Mikrogefäße in Bezug auf die Endothelfunktion kontrovers diskutiert.

Ist die verminderte endotheliale NO-Verfügbarkeit eine primäre Ursache und Erklärung für eine arterielle Hypertonie?

Eine Reihe von experimentellen und z.T. klinischen Beobachtungen deuten eher darauf hin, daß die verminderte endotheliale NO-Freisetzung und die gestörte endothelial-vermittelte Vasorelaxation die Folge einer (länger bestehenden) Hypertonie ist, also sekundär Folge des hohen Blutdrucks. Andererseits wurde von Menschen mit normalem Blutdruck und Endotheldysfunktion berichtet, die eine familiäre Vorbelastung mit Hypertonie aufweisen. Dies könnte ein Hinweis dafür sein, daß genetische Faktoren bei einem Teil der hypertensiven Patienten an der Entwicklung der gestörten Endothelial-vermittelten Relaxation beteiligt sind. (10). Große prospektive Studien sind notwendig, um diese Frage zu klären.

6.1. Molekulare Mechanismen der gestörten Endothelfunktion

Die molekularen Mechanismen der gestörten Endothelfunktion sind bei der arteriellen Hypertonie nicht sicher geklärt. Allerdings mehren sich die Hinweise dafür, daß

- eine gestörte Signaltransduktion als Stimulus für die Freisetzung von NO und/oder
- eine erhöhte Inaktivierung von NO

vorliegt (11). Die reduzierte basale NO-Freisetzung scheint nicht durch eine verringerte Verfügbarkeit des Substrates von NO hervorgerufen zu werden, da L-Arginin nicht in der Lage ist, die Acetylcholin-induzierte Steigerung des Blutflusses bei diesen Patienten zu verbessern (12). Auch gibt es Hinweise dafür, daß es Unterschiede gibt zwischen Patienten mit essentieller Hypertonie und einigen sekundären Hypertonieformen wie z.B. dem primären Hyperaldosterismus oder der renovaskulären Hypertonie. Die Behandlung mit Indomethacin kann die Acetylcholin-induzierte Vasodilatation im Unterarm bei Patienten mit essentieller Hypertonie verbessern, jedoch nicht bei der sekundären Hypertonie.

Diese Beobachtung deutet darauf hin, daß ein Cyclooxygenase-abhängiger vasokonstriktiver Mechanismus an der verringerten endothel-abhängigen Relaxation bei der essentiellen Hypertonie einen Anteil hat (13).

Ein weiterer im Endothel gebildeter Faktor bei der Hypertonie könnte das **Endothelin** (ET-1) sein. Einige Forscher haben einen erhöhten Plasma-Spiegel von ET-1 gefunden, andere dagegen nicht (14). Allerdings spiegelt die Messung des ET-1-Spiegels im Kreislauf nicht unbedingt die biologische Wirkung des Endothelin wider, da ET-1 in erster Linie abluminal sezerniert wird. Insofern ist die pathophysiologische Rolle des Plasma-Endothelin-Spiegels noch nicht geklärt. Einige Untersuchungen deuten darauf hin, daß die vaskuläre Lokalisation des Endothelins der proliferativen Aktivität in der Gefäßwand folgt (15). Endothelin-Antagonisten wie Bosentan haben gezeigt, daß Endothelin an der Blutdruckregulation bei Patienten mit Hypertonie beteiligt ist (16).

Untersuchungen von *Panza* et al. deuten darauf hin, daß die Signaltransduktion über die Stimuli wie Acetylcholin, Bradykinin oder Substanz P, die die Freisetzung von NO steigern, jenseits der involvierten G-Proteine gestört ist (im Phosphoinositol-Weg), während der cAMP vermittelte Weg in seiner Stimulation der NO-Freisetzung erhalten ist (17-19).

Auch gibt es gute Hinweise für eine **vermehrte intrazelluläre Inaktivierung von NO bei arterieller Hypertonie**. Während die Gabe von vorwiegend extrazellulär wirksamem SOD keine Effekte bei Hypertonikern zeigte (20), kann mit **Vitamin C** eine verbesserte basale und stimulierte NO-Freisetzung und Vasodilatation beobachtet werden (21). Auch mit Cyclooxygenase-Inhibitoren konnten ähnliche Effekte erzielt werden, ohne additiven Effekt bei Kombination von Cyclooxygenase-Inhibition und Vitamin C. Dies spricht dafür, daß oxidativer Stress durch Substanzen aus dem Cyclooxygenase-Stoffwechselweg eine Rolle spielt. Interessanterweise zeigt eine erste Pilotstudie, daß eine mehrwöchige Therapie mit Vitamin C zu einer Senkung des arteriellen Blutdrucks führt (22).

Diese Beobachtung stützt die Bedeutung von oxidativem Stress bei arterieller Hypertonie.

Der Effekt der antihypertensiven Therapie wurde in Bezug auf

- Ca-Antagonisten
- ACE-Hemmer
- AT1-Blocker

und andere Substanzen untersucht. Im Prinzip fand sich für die Mehrzahl dieser Interventionen eine **Verbesserung der endothel-abhängigen Vasodilatation**, z.T dosisabhängig, mit unterschiedlichem Ausmaß der Verbesserung. In den meisten Studien war der positive Effekt allerdings mit dem antihypertensiven Effekt dieser Substanzen verknüpft, d.h. die günstige Wirkung der antihypertensiven Behandlung auf die Endothelfunktion bei arterieller Hypertonie scheint von dem blutdrucksenkenden Effekt dieser Mittel abhängig zu sein.

Die funktionelle Bedeutung der gestörten endothelialen NO-Verfügbarkeit bei Hypertonikern ist z.Z. nicht sicher abschätzbar. Dennoch ist davon auszugehen, daß die verminderte endotheliale NO-Verfügbarkeit sowohl die Blutdruckhöhe beeinflußt, als auch strukturelle Folgen hat, zumal NO das Wachstum von glatten Gefäßmuskelzellen hemmt, also einer Gefäßwandverdickung in peripheren Widerstandsgefäßen entgegen wirkt. Die protektive Wirkung von NO bei Hypertonikern wird erst mit der Entwicklung von therapeutischen Strategien nachweisbar sein, die selektiv die endotheliale NO-Verfügbarkeit erhöhen ohne gleichzeitige Aktivierung von Radikalbildung.

Literatur

1. *Calver A, Collier J, Moncada S, Vallance P*. Effect of local intra-arterial NG-monomethyl-L-arginine in patients with hypertension: the nitric oxide dilator mechanism appears abnormal. Hypertension 1992;10:1025-31

2. *Panza JA, Casiono PR, Badar DM, Quyyumi AA*. Effect of increased availability of endothelium-derived nitric oxide precursor on endothelium-dependent vascular relaxation in normal subjects and in patients with essential hypertension. Circulation 1993;87:1475-81

3. *Linder L. Kiowski W, Buhler FR, Lüscher TF*. Indirect evidence for release of endothelium-derived relaxing factor in human forearm circulation in vivo. Blunted response in essential hypertension. Circulation 1990;81:1762-1767

4. *Panza JA, Quyyumi AA, Brush JE Jr, Epstein SE*. Abnormal endothelium-dependent vascualr relaxation in patients with essential hypertension. N Engl J Med 1990;323:22-7

5. *Cockcroft JR, Chowienczyk PJ, Benjamin N, Ritter JM*. Preserved endothelium-dependent vasodilatation in patients with essential hypertension. N Engl J Med 1994;330;1036-40

6. *Zeiher AM, Drexler H, Saurbier B, Just H*. Endotheli-um-mediated coronary bloodlow modulation in humans: Effects of age, atherosclerosis, hypercholesterolemia, and hypertension. J Clin Invest 1993;92:652-662.

7. *Egashira K, Inou T, Hirooka Y, Yamada A, Maruoka Y, Kai H, Sugimachi M, Suzuki S, Takeshita A*. Impaired coronary blood flow response to acetylcholin in patients with coronary risk factors and proximal atheroschlerotic lesions. J Clin Invest 1993;91:29-37.

8. *Treasure CB, Klein JL, Vita JA, Manoukian SV, Renwick GH, Selwyn AP, Ganz P, Alexander RW*. Hypertension and left ventricular hypertrophy are associated with impaired endothelium-mediated relaxation in human coronary resistance vessels. Circulation 1993;87:86-93

9. *Treasure CB, Manoukian SV, Klein JL, Vita JA, Nabel EG, Renwick GH, Selwyn AP, Alexander RW, Ganz P*. Epicardial coronary artery responses to acetylcholine are impaired in hypertensive patients. Circ Res 1992;71:776-81

10. *Taddei S, Virdis A, Mattei P, Ghiadoni L, Sudano I, Salvetti A*. Defective L-arginine-nitric oxide pathway in offspring of essential hypertensive patients. Circulation 1996;94:1298-303

11. *Panza JA, Casino PR, Kilcoyne CM, Quyyumi AA*. Impaired endothelium-dependent vasidilation in patients with essential hypertension: evodence that the abnormality is not at the muscarinic receptor level. J Am Coll Cardiol 1994;23:1610-6

12. *Panza JA, Casino PR, Kilcoyne CM, Quyyumi AA*. Role of endothelium-derived nitric oxide in the abnormal endothelium-dependent vascular relaxation of patients with essential hypertension. Circulation 1993;87:1468-74

13. *Taddei S, Virdis A, Mattei P, Salvetti A*. Vasodilation to acetylcholine in primary and secondary forms of human hypertension. Hypertension 1993;21:929-933

14. *Miller RC, Pelton JP, Huggins JP*. Endothelins: from receptors to medicine. Trends Pharmacol Sci 1993;14:54-60.

15. *Hasegawa K, Fujiwara T, Doyama K et al*. Expression of endothelin-1-selective receptor gene in thickened arterial intinma of patients with hypertension. Circulation 1992;86:I-239(suppl.)

16. Krum H, Viskoper RJ, Lacourciere Y, Budde M, Charlton V. The effect of an endothelin-receptor antagonist, bosentan, on blood pressure in patients with essential hypertension. Bosentan Hypertension Investigators. N Engl J Med 1998;338:784-90

17. *Cardillo C, Kilcoyne CM, Cannon RO 3rd, Quyyumi AA, Panza JA*. Xanthine oxidase inhibition with oxypurinol improves endothelial vasodilator function in hyper-cholesterolemic but not in hypertensive patients. Hypertension 1997;30:57-63

18. *Kelm M, Priek M, Hafner DJ, Strauer BE*. Evidence for a multifactorial process involved in the impaired flow response to nitric oxide in hypertensive patients with endothelial dysfunction. Hypertension 1996;27:346-53

19. *Cardillo C, Kicoyne CM, Quyyumi AA, Cannon RO 3rd, Panza JA*. Selective defect in nitric oxide synthesis may explain the impaired endothelium-dependent vasodilation in patients with essential hypertension. Circulation 1998;97:851-6.

20. *Garcia CE, Kilcoyne CM, Cardillo C, Cannon RO 3rd, Quyyumi AA, Panza JA*. Effect of copper-zinc superoxidedismutase on endothelium-dependent vasodilatation in patients with essential hypertension. Hypertension 1995;26:863-8

21. *Taddei, S, Virdis A, Ghiadoni L, Magagna A, Salvetti A*. Vitamin C improves endothelium-dependent vasodilation by restoring nitric oxide avtivity in essential hypertension. Circulation 1998,97:2222-9

22. *Duffy SJ, Gokce N, Holbrook M, Huang A, frei B, Keaney JF Jr. Vita JA*. Treatment of hypertension with ascorbic acid. Lancet 1999, 354:2048-9

Risikofaktor Rauchen

7. Risikofaktor Rauchen

7.1. Grundlagen

Zigarettenrauchen ist ein wichtiger Risikofaktor für die Entwicklung der Atherosklerose und ist eng verbunden mit

- koronaren
- zerebralen und
- peripheren

Gefäß-Krankheiten. Der genaue Mechanismus der raucherbedingten arteriellen Krankheiten ist noch unbekannt. Eine Reduktion der Prostazyklin Produktion und eine erhöhte Blutplättchen-Gefäßwand-Interaktion wurde bereits beschrieben (1, 2, 3). Die Beobachtungen zur Endothelfunktion sind dagegen im Hinblick auf die Wirkung des Rauchens widersprüchlich. Neuere Studien haben eine beeinträchtigte Fluß-vermittelte Gefäßerweiterung am Unterarm bei chronischen Rauchern ergeben (4). Dies deutet auf eine beeinträchtigte Endothelfunktion der Leitungsgefäße hin. Während z.T. keine signifikante Verbindung zwischen dem Rauchen und der endothelialen Dysfunktion der epikardialen Arterien festgestellt wurde (5), fanden andere eine verminderte koronare Vasodilatation als Reaktion auf Acetylcholin (6) und einen erhöhten Fluß (7).

Ähnlich unterschiedliche Resultate sind publiziert worden hinsichtlich der endothel-abhängigen Relaxation der peripheren Widerstandsgefäße bei Rauchern, untersucht anhand der Infusion von Acetylcholin und Messung des Unterarm-Blutflusses. Ob das Rauchen die Endotheldysfunktion hervorruft oder nicht, scheint von der Höhe des Zigarettenkonsums abzuhängen. *Rangemark* und *Wennmalm* (8) haben eine erhöhte vaskuläre Reaktion auf Acetylcholin, Natrium-Nitroprussid und auf reaktive Hyperämie bei Rauchern gezeigt. Dies deutet auf eine **raucherbedingte unspezifisch erhöhte Sensibilität der vaskulären Muskulatur bei Einfluß vasodilatierender Stimulantien** hin.

Eine Dosis-Abhängigkeit der Raucher-bedingten Endotheldysfunktion wird auch durch jüngere Studien gestützt, die eine signifikante umgekehrte Korrelation zwischen der Anzahl der gerauchten Schachteln pro Jahr und einer Fluß-vermittelten Dilatation der Armarterien gefunden haben (4). Eine dosisabhängige Verschlechterung der Endothelfunktion wurde auch für Passiv-Rauchen berichtet (9). Die überwiegende Zahl der Daten zeigt somit, daß jahrelanger, hoher Nikotinabusus mit einer deutlichen reduzierten Reaktion auf Acetylcholin in den Unterarm-Widerstandsgefäßen verbunden ist. Diese Beeinträchtigung scheint jedoch begrenzt zu sein auf die endothel-abhängige Dilatation, weil die Wirkungen auf den endothel-abhängigen Vasodilatator Natrium-Nitroprussid nicht vermindert werden (10). Die beeinträchtigte Reaktion auf Acetylcholin bei Rauchern stimmt mit der Erkenntnis überein, daß Rauchen mit einem beeinträchtigten stimulierten Abgabe (= Verfügbarkeit) von NO der peripheren Widerstandsgefäße verbunden ist. Auch gibt es Hinweise dafür, daß die Vasokonstrikor-Reaktion auf Hemmung von NO durch L-NMMA bei Langzeit-Rauchern reduziert ist (11).

Obwohl der Mechanismus, durch den das chronische Rauchen die Endothel-Funktion beeinträchtigt, noch nicht genau bekannt ist, spricht eine Reihe von Befunden dafür, daß eine erhöhte Radikal-vermittelte Degradation von NO beteiligt ist. Es ist denkbar, daß diese Radikale die Fett-Peroxidation steigern und auch die Bildung von oxidiertem LDL erhöhen. Tatsächlich wurden erhöhte Plasma-Spiegel des oxidierten LDL bei chronischen Rauchern nachgewiesen. Zahlreiche Untersuchungen haben in einer Reihe von unterschiedlichen experimentellen Modellen eine Hemmung der endothel-abhängigen Dilatation durch oxidiertes LDL ergeben (12, 13)

Interessanterweise verstärkt das Rauchen die Endotheldysfunktion bei Patienten mit zusätzlichen anderen Risikofaktoren wie z.B. Hypercholesterinämie (10, ☞ Abb. 7.1). In dieser Hinsicht hat sich auch ein ungünstiger synergetischer Effekt des Rauchens und der Hypercholesterinämie auf die Entwicklung der Atherosklerosis in Tiermodellen ergeben.

eine entscheidende Rolle bei der verminderten NO vermittelten Vasodilatation spielen. Dementsprechend wurden auch hier Antioxidantien wie Vitamin C und E mit Erfolg eingesetzt. Nach Kurzzeitgabe konnte durch Vitamin C eine erhebliche Verbesserung der Endothel-abhängigen Dilatation der peripheren Widerstands-gefäße beobachtet werden (14). Inwieweit eine chronische Applikation von Vitamin C einen anhaltenden Effekt erzielt, ist zumindest für periphere Leitungsgefäße fraglich (15).

Literatur

1. Nowak J, Murray JJ, Oates JA Fitzgerald GA. Biochemical evidence of a chronic abnormality in platelet and vascular function in healthy individuals who smoke cigarettes. Circulation 1987;76:6-14

2. Reinders JH, Brinkmann HJ, van Mourik JA, de Groot PG. Cigarette smoke impairs endothelial cell prostacyclin production. Arteriosclerosis 1986;6:15-23

3. Nadler JL, Velasco JS, Horton R: Cigarette smoking inhibits protacyclin formation. Lancet 1983;1:1248-1250

4. Celermaier DS, Sorensen KE, Georgakopoulos D, Bull C, Thomas O, Robinson J, Deanfield JE. Cigarette smoking is associated with dose-related and potentially reversible impairment of endothelium-dependent dilation in healthy young adults. Circulation 1993;88:2149-2155

5. Vita JA, Treasure CB, Nabel EG, McLenachem JM, Fish RD, Yeung AC, Vekhstein VI, Selvy AP, Ganz P. Coronary vasomotor response to acetylcholine relates to risk factors for coronary artera disease. Circulation 1990;81:491-497

6. Nitenberg A, Antony I, Foult JM: Acetylcholin-induced coronary vasoconstriction in young, heavy smokers with normal coronary arteriographic findings. Am J Med 1993;95:71-77

7. Zeiher AM, Schächinger V, Minners J: Long-term smoking impairs endothelium dependent coronary arterial vasodilator function. Circulation 1995;92: 1094-1100

8. Rangemark C, Wennmalm A: Endothelium-dependent and -independent vasodilation and reactive hyperaemia in healthy smokers. J Cardiovasc Pharmacol 1992;20 (suppl.): S198-S201

9. Celermajer DS, Adams MR, Clarkson P, Robinson J, McCredie R, Donald A, Deanfield JE: Passive smoking and impaired endothelium-dependent arterial dilatation in healthy young adults. N Eng J Med 1996;334:150-4

Abb. 7.1: Unterarmblutfluß und Widerstrand vor und nach ansteigenden Dosen von Acetylcholin bei Gesunden (C), Patienten mit Hypercholesterinämie (HC), langjährigen Rauchern (S) und Patienten mit Hypercholesterinämie, die gleichzeitig rauchen (HC+S). Alle 3 Patientengruppen weisen einen signifikant höheren Anstieg des Unterarmblutflusses auf als die gesunden Kontrollpersonen (modifiziert nach 10). * p < 0,5; ** p < 0,5 bei ANOVA im Vergleich zu allen anderen Gruppen; † p < 0,5 gegenüber allen anderen Gruppen. Die Daten sind im Mittel ± SEM.

Wie bei Diabetes mellitus wird für das Rauchen angenommen, daß

- Radikale

- Bildung von toxischen Substanzen und

- Inaktivierung von NO

10. *Heitzer T, Yla-Herttuala S, Luoma, Kurz S, Münzel T, Just H, Olschewski M, Drexler H*. Cigarette smoking potentiates endothelial dysfunction of forearm resistance vessels in patients with hypercholsterolemia. Role of oxidized LDL. Circulation 1996;93:1346-1353

11. *Kiowski W, Linder L, Stoschinsky K, Pfisterer M, Burkhardt D, Burkart F, Buhler FR*. Diminished vascular tone to inhibition of endothelium-derived nitric oxide and enhanced vasoconstriction to exogenously administered endothelin-1 in clinically healthy smokers.Circulation 1994;90:27-34

12. *Andrews HE, Bruckdorfer KR, Dunn RC Jacobs M.* Low-density lipoproteins inhibit endothelium-dependent relaxation in rabbit aorta. Nature 1987; 327:237-239

13. *Chin JH, Azhar S, Hoffman BB:* Inactivation of endothelial derived relaxing factor by oxidized lipoproteins. J Clin Invest 1992;89:10-18

14. Heitzer T, Just H, Munzel T: Antioxidant vitamin C improves endothelial dysfunction in chronic smokers. Circulation 1996;94:6-9

15. *Raitakari OT, Adams MR, McCredie RJ, Griffiths KA, Stocker R, Celermajer DS:* Oral Vitamin C and endothelial function in smokers: acute improvement, but no sustained beneficial effect. Circulation 1999; 100 (suppl.)I-826

Hypercholesterinämie

8. Hypercholesterinämie

8.1. Grundlagen

Tierexperimentelle Untersuchungen haben gezeigt, daß die Hypercholesterinämie zu einer Beeinträchtigung der endothel-abhängigen Vasodilatation der großen Leitungsgefäße und der kleinen Widerstandsgefäße führt. Diese Befunde konnten zunächst nicht ohne weiteres auf die Situation beim Menschen übertragen werden, da im Tiermodell über einen relativ kurzen Zeitraum sehr hohe Serum-Cholesterinspiegel erreicht werden (etwa 10-fach erhöht im Vergleich zu den Kontrollen), während bei Patienten mit Hypercholesterinämie eher moderate Erhöhungen des LDL-Cholesterins über einen langen Zeitraum beobachtet werden.

In den letzten Jahren konnte aber durch eine Reihe von klinischen Studien gezeigt werden, daß auch Patienten mit Hypercholesterinämie eine Beeinträchtigung der endothel-abhängigen Vasodilatation im Bereich Leitungs- und Widerstandsgefäße aufweisen, wobei insbesondere auch die koronaren Gefäße betroffen sind (1-6).

So wird bei Patienten mit Hypercholesterinämie nach Acetylcholin-Gabe häufig eine ausgeprägte Vasokonstriktion angiographisch unauffälliger Koronararterien beobachtet, während gesunde Probanden ohne kardiovaskuläre Risikofaktoren mit einer Vasodilatation reagieren (☞ Abb. 8.1). Die Endotheldysfunktion bei der Hypercholesterinämie tritt bereits frühzeitig auf. Sorensen et al. konnten zeigen, daß Patienten mit familiärer Hypercholesterinämie bereits im zweiten Lebensjahrzehnt eine abnorme endothel-abhängige Vasodilatation aufweisen (7).

a

b

Abb. 8.1a+b: Koronarangiogramm eines 24-jährigen Patienten mit familiärer Hypercholesterinämie IIa und positivem Belastungs-EKG, dessen Vater an einem Herzinfarkt in frühen Jahren verstorben ist. **a:** Koronarangiogramm vor intrakoronarer Gabe von Acetylcholin über Infusionskatheter im mittleren Drittel des R. interventrikularis (Pfeil: Lage des Infusionskatheters, ab diesem Segment nach distal hin ist Acetylcholin wirksam). Es zeigen sich normale Koronararterien ohne Wandveränderung. **b:** nach Acetylcholin zeigt sich ab dem mittleren Segment des R. interventrikularis akut eine hochgradige Vasokonstriktion (Pfeil).

Die Ausprägung der Endotheldysfunktion im Bereich der koronaren Mikrozirkulation ist im allgemeinen mit dem Gesamt-Cholesterinspiegel korreliert (8). Wird die Analyse jedoch auf Patienten mit Hypercholesterinämie beschränkt (und nicht auf ein breites Spektrum des Gesamt-Cholesterins bezogen), ist die Beziehung mit dem Gesamt-Cholesterin nur mäßig.

> Eine mögliche Erklärung für diese Beobachtung könnte sein, daß das HDL-Cholesterin, dem protektive Effekte bei normalem und erhöhtem LDL-Cholesterin zugeschrieben werden (9), unter anderem durch den Rücktransport von Cholesterin auch für die Endothelfunktion bei der Hypercholesterinämie eine wichtige Rolle spielt.

Tatsächlich konnten wir zeigen, daß die Ausprägung der Endothelfunktionsstörung vom Verhältnis LDL-/HDL-Cholesterin und vom oxidierten LDL- und weniger vom globalen LDL-Cholesterinspiegel abhängig war (10).

Es besteht ein deutlicher Geschlechtsunterschied hinsichtlich der Ausprägung der Endotheldysfunktion im Rahmen der Hypercholesterinämie. So ist der Einfluß der Hypercholesterinämie auf die endothel-abhängige Vasodilatation bei Frauen erheblich geringer (11), was am ehesten auf den protektiven Effekt der Östrogene zurückzuführen ist (12). Eine zusätzliche Verschlechterung der endothel-abhängigen Vasodilatation bei Patienten mit Hypercholesterinämie wird durch Rauchen herbeigeführt (13).

8.2. Mechanismen der Endotheldysfunktion bei Hypercholesterinämie

Die eingeschränkte endothel-abhängige Vasodilatation bei Patienten mit Hypercholesterinämie ist vor allem auf eine verminderte Bioverfügbarkeit von Stickstoffmonoxid (NO) zurückzuführen, wobei das Ansprechen der glatten Gefäßmuskelzellen auf NO nicht beeinträchtigt ist (14-16). Die Mechanismen, die zur Verminderung der Bioverfügbarkeit von NO führen, sind multifaktoriell und können eingeteilt werden in

- Mechanismen, die zu einer *vermehrten Inaktivierung von NO durch Sauerstoffradikale* führen und
- Mechanismen, die zu einer *verminderten Synthese von NO* beitragen

8.2.1. Vermehrte Inaktivierung von NO

Die Bedeutung der vermehrten Inaktivierung von NO durch Superoxid-Anionen für die Endothel-

dysfunktion bei der Hypercholesterinämie wurde erstmals durch die Beobachtung deutlich, daß die Behandlung mit Superoxid-Dismutase bei cholesterin-gefütterten Kaninchen zu einer erheblichen Verbesserung der endothel-abhängigen Vasodilatation führte (17). Weiterhin konnte gezeigt werden, daß auch andere Antioxidantien, wie Probucol oder Vitamin E, einen protektiven Effekt auf die endothel-abhängige Vasodilatation bei cholesterin-gefütterten Kaninchen ausüben (18-21), was die wichtige Rolle der Sauerstoffradikale für die Endotheldysfunktion im Rahmen der Hypercholesterinämie untermauert. Auch bei Patienten mit Hypercholesterinämie konnte mit dem Antioxidans Vitamin C (22) beziehungsweise Vitamin E (23) eine Verbesserung der endothel-abhängigen Vasodilatation erreicht werden, was die Beobachtungen im Tiermodell bestätigt. Dabei ist die Wirkung von Vitamin E weniger überzeugend als die von Vitamin C. Nur in Zusammenhang mit Nikotinabusus scheint Vitamin E einen protektiven Effekt zu entfalten. Da Rauchen zur vermehrten Produktion von Radikalen führt, könnte der Effekt von Vitamin E bei der Kombination von Hypercholesterinämie und Rauchen auf eine Inhibition der Oxidation von LDL beruhen.

Der direkte Nachweis einer stark vermehrten Superoxid-Anionen Bildung in der arteriellen Gefäßwand bei Hypercholesterinämie konnte mit Hilfe von Chemilumineszenz- und Elektronenspin-Resonanz-Untersuchungen erbracht werden (24-26). In Übereinstimmung mit diesen Befunden zeigten auch Gefäßpräparate der Arteria mammaria interna von Patienten mit Hypercholesterinämie eine vermehrte Bildung von Superoxid-Anionen (27). Weiterhin konnten bei Patienten mit Hypercholesterinämie erhöhte Plasma-Spiegel von F_2-Isoprostanen (Produkte der Reaktion von Sauerstoffradikalen mit Arachidonsäure) nachgewiesen werden, welche auch mit dem Serum-Cholesterinspiegel korreliert waren (28).

Als Ursache für die vermehrte Bildung von Superoxid-Anionen bei der Hypercholesterinämie konnte eine erhöhte Aktivität der NADH-/NADPH-Oxidase (26) und der Xanthin-Oxidase (29,30) nachgewiesen werden. Weiterhin kommt es unter dem Einfluß von erhöhten LDL-Cholesterin-Spiegeln oder durch einen intrazellulären L-Arginin-Mangel zu einer "Entkopplung" der NO-Synthase, die dann Superoxid-Anionen an Stelle von NO bildet (31-33). Die antioxidativen Enzymsysteme, insbesondere die Superoxid-Dismutase, scheinen zumindest im frühen Stadium der Hypercholesterinämie nicht beeinträchtigt zu sein. Vielmehr dürfte in der Frühphase der Hypercholsterinämie eine erhöhte vaskuläre Aktivität des für die Endothelfunktion besonders wichtigen Isoenzyms Extrazelluläre Superoxid-Dismutase (EC-SOD) ausschlaggebend sein (34). Eigene Untersuchungen zeigten, daß auch junge Patienten mit familiärer Hypercholesterinämie eine erhöhte vaskuläre EC-SOD-Aktivität aufweisen (35).

8.2.2. Verminderte endotheliale NO-Synthese

Neben der vermehrten Inaktivierung von NO konnten mehrere Mechanismen aufgezeigt werden, die zu einer verminderten endothelialen NO-Synthese bei der Hypercholesterinämie beitragen können. So zeigen cholesterin-gefütterte Kaninchen (36) und Patienten mit Hypercholesterinämie (37) erhöhte Plasmaspiegel des asymmetrischen Dimethylarginins (ADMA), eines kompetitiven Inhibitors der NO-Synthase. Auf die Bedeutung von ADMA für die Endotheldysfunktion weist die inverse Korrelation der ADMA-Plasmaspiegel mit der endothel-abhängigen Vasodilatation bei Patienten mit Hypercholesterinämie hin (37). Erhöhte intrazelluläre ADMA-Konzentrationen könnten durch den kompetitiven Antagonismus von L-Arginin und ADMA an der endothelialen NO-Synthase zu einer verminderten NO-Synthese führen. Die Inhibition der Dimethylarginin-Dimethylaminohydrolase (DDAH), des Enzyms, welches ADMA abbaut, durch oxidiertes LDL konnte in vitro gezeigt werden und stellt einen wahrscheinlichen Mechanismus dar, der zu erhöhten ADMA-Spiegeln bei der Hypercholesterinämie führt (38). Das pathophysiologische Konzept eines kompetitiven Antagonismus von ADMA und L-Arginin an der NO-Synthase wird auch durch die Beobachtung unterstützt, daß die Applikation von L-Arginin bei Patienten mit Hypercholesterinämie zu einer erheblichen Verbesserung der endothel-abhängigen Vasodilatation führt, während bei gesunden Probanden kein Effekt beobachtet wird (2,39,40; ☞ Abb. 8.2).

Abb. 8.2: Koronarer Blutfluß bei unterschiedlich hohen Dosen von Acetylcholin, jeweils vor und nach L-Arginin. Unter Kontrollbedingungen kommt es nur zu einem geringen Anstieg, nach Infusion mit L-Arginin steigt der Ach-induzierte Blutfluß jedoch auf fast normale Werte an.

Weiterhin ist wahrscheinlich, daß eine verminderte Verfügbarkeit des Tetrahydrobiopterins (BH4), eines wichtigen Kofaktors der NO-Synthase, einen Mechanismus darstellt, der die Bildung von NO bei Patienten mit Hypercholesterinämie beeinträchtigt. Die Applikation von Tetrahydrobiopterin führte bei Patienten mit Hypercholesterinämie zu einer deutlichen Verbesserung der endothelabhängigen Vasodilatation, während bei gesunden Kontrollpersonen kein Effekt beobachtet wurde (41). Tierexperimentelle Befunde weisen außerdem auf die Bedeutung des Endothelins, welches den Gefäßtonus antagonistisch zu NO beeinflussen kann (42), für die Endotheldysfunktion bei der Hypercholesterinämie hin. Durch die Behandlung mit einem kombiniertem ET-A/ET-B-Antagonisten und einem ET-A-Antagonisten konnte bei cholesterin-gefütterten Schweinen die endothelabhängige Vasodilatation verbessert werden (43). Erste in vitro Befunde weisen darauf hin, daß eine verstärkte inhibitorische Interaktion der endothelialen NO-Synthase mit Caveolin zur Verminderung der NO-Synthese bei der Hypercholesterinämie beitragen könnte (44).

8.3. Funktionelle Bedeutung der Endotheldysfunktion bei Hypercholesterinämie

Die funktionelle Bedeutung der Endotheldysfunktion bei der Hypercholesterinämie konnte in einer Reihe von klinischen Studien zumindest indirekt wahrscheinlich gemacht werden. So zeigten Untersuchungen der myokardialen Perfusion mit Hilfe der Positronenemissionstomographie (PET)-Technik, daß eine cholesterinsenkende Therapie (Diät, Lovastatin und Cholestyramin) bei Patienten mit koronarer Herzerkrankung und ausgeprägter Hypercholesterinämie innerhalb von 3 Monaten zu einer deutlichen Reduktion der Größe und der Ausprägung von myokardialen Perfusionsdefekten führte (45). Die myokardiale Perfusion wurde dabei vor und nach Applikation von Dipyridamol, welches zu einer Dilatation koronarer Arteriolen führt (46), mit der PET-Technik bestimmt. Die Dipyridomol-getestete koronare Flußreserve stellt einen integrativen Marker der gesamten koronaren Vasodilatationskapazität dar. Dieser schließt die Muskelrelaxation von Widerstandsgefäßen und die endothel-vermittelte, flußabhängige Vasodilatation mit ein. Die Verbesserung der endothel-vermittelten, flußabhängigen Vasodilatation der epikardialen Leitungsgefäße und der Widerstandsgefäße wird als Mechanismus für die Verbesserung der Dipyridamol-getesteten koronaren Flußreserve nach cholesterin-senkender Therapie postuliert, da es unwahrscheinlich erscheint, daß es innerhalb eines so kurzen Therapieintervalls (90 Tage) zu einer signifikante Regression struktureller Gefäßveränderungen kommt. Ähnliche Beobachtungen wurden auch bei Patienten mit mäßiggradiger Hypercholesterinämie und ohne signifikante Koronarstenosen gemacht (47). Dabei korreliert die Verbesserung der Koronarreserve (Dilatationskapazität) im PET in etwa mit der prozentualen Senkung des Gesamt-Cholesterins (48). Eine monatelange Therapie mit Statinen führt auch zur Reduktion von ST-Senkungen als Hinweis für eine Verminderung der myokardialen (belastungs-induzierten) Ischämie (49). Die antiischämische Wirkung von Statinen nach kurzer Behandlungsdauer kann zumindest durch eine Verbesserung der Endothelfunktion erklärt werden; ein direkter Nachweis daß diese günstige Wirkung der Statine auf einer Verbesserung der koronaren Endothelfunktion beruht, konnte bislang klinisch nicht erbracht werden. Aufgrund der experimentellen und klinischen Daten ist jedoch wahrscheinlich, daß die Verbesserung der Endothelfunktion an einer funktionellen Verbesserung der Koronarperfusion insbes. unter Stressbedingungen beteiligt ist.

8.4. Möglichkeiten der therapeutischen Beeinflussung der Endotheldysfunktion bei Hypercholesterinämie

Die Beeinträchtigung der endothel-abhängigen Vasodilatation bei Patienten mit Hypercholesterinämie ist prinzipiell reversibel.

 Diät und Cholestyramin

So konnte eine Verbesserung der Acetylcholin-getesteten koronaren Endothelfunktion durch eine 6-monatige cholesterin-senkende Behandlung mit Diät und Cholestyramin gezeigt werden (50).

 HMG-CoA-Reduktase-Inhibitoren

Auch die 6-monatige Behandlung mit dem HMG-CoA-Reduktase-Inhibitor Pravastatin führte zu einer Verbesserung der endothel-abhängigen Vasodilatation im Bereich der koronaren Leitungs- und Widerstandsgefäße bei Patienten mit Hypercholesterinämie (51).

Die Verbesserung der endothel-abhängigen Vasodilatation durch eine cholesterin-senkende Behandlung kann bereits sehr früh beobachtet werden. So zeigten O´Discroll et al. bereits nach einer 1-monatigen Behandlung mit Simvastatin eine deutliche Verbesserung der endothel-abhängigen Vasodilatation im Bereich der Unterarmzirkulation bei Patienten mit mäßig erhöhten LDL-Cholesterin-Spiegeln (52). Dieser Effekt ist sicher zum einen auf die Senkung der LDL-Spiegel zurückzuführen, was durch die Beobachtung belegt wird, daß bereits eine einmalige LDL-Apherese zu einer deutlichen Verbesserung der endothel-abhängigen Vasodilatation führt (53). Neuere Untersuchungen weisen aber auch darauf hin, daß die Inhibition der endothelialen HMG-CoA-Reduktase zu einer vermehrten Expression der endothelialen NO-Synthase führt (54), was unabhängig von der

LDL-Cholesterin-Senkung zu einer Erhöhung der Bioverfügbarkeit von NO beitragen könnte, wie sie nach Therapie mit HMG-CoA-Reduktase-Inhibitoren beobachtet wird (55).

 Antioxidantien

Ein zusätzlicher positiver Effekt auf die endothel-abhängige Vasodilatation der Arteria brachialis konnte durch die Behandlung mit dem Antioxidans **Vitamin E** neben der Therapie mit Simvastatin bei Patienten mit Hypercholesterinämie erreicht werden (56). Auch die Behandlung mit dem Antioxidans **Probucol** hatte einen zusätzlichen protektiven Effekt auf die koronare endothel-abhängige Vasodilatation zur Behandlung mit Lovastatin (57). Bei Patienten mit familiärer Hypercholesterinämie konnte die NO-abhängige Vasodilatation durch die Behandlung mit **Folsäure** verbessert werden, was auch auf eine verminderte Inaktivierung von NO zurückgeführt wird, da 5-Methyltetrahydrofolat (5-MTHF), der aktive Metabolit der Folsäure, zu einer Inhibition der Superoxid Anionen Bildung durch die Xanthin-Oxidase und NO-Synthase führte (58, 59).

 ACE-Hemmer/AT1-Rezeptor-Blocker

Im Tiermodell konnte auch durch die Behandlung mit einem ACE-Hemmer (60) beziehungsweise mit einem AT1-Rezeptor-Blocker (26) eine Verbesserung der endothel-abhängigen Vasodilatation erreicht werden, was auf die Bedeutung des Renin-Angiotensin-Systems für Endotheldysfunktion bei der Hypercholesterinämie hinweist.

Literatur

1. Chowienczyk PJ, Watts GF, Cockgroft JR, Ritter JM. Impaired endothelium-dependent vasodilation of forearm resistance vessels in hypercholsterolaemia. Lancet 1992;340:1430-1432

2. Drexler H, Zeiher AM, Meinzer K, Just H. Correction of endothelial dysfunction in coronary microcirculation of hypercholesterolemic patients by L-arginine. Lancet 1991;338:1546-1550

3. Creager MA, Cooke JP, Mendelsohn ME, Gallagher SJ, Coleman SM, Loscalzo J, Dzau VJ. Impaired vasodilation of forearm resistance vessels in hypercholesterolemic humans. J Clin Invest 1990;86:228-234

4. Zeiher AM, Drexler H, Wollschlager H, Just H. Modulation of coronary vasomotor tone in humans. Progressive endothelial dysfunction with different early stages of coronary atherosclerosis. Circulation 1991;83:391-401

5. Vita JA, Treasure CB, Nabel EG, McLenachan JM, Fish RD, Yeung AC, Vekshtein VI, Selwyn AP, Ganz P. Coronary vasomotor response to acetylcholin relates to risk factors for coronary artery disease. Circulation 1990;81:491-497

6. Drexler H, Zeiher AM. Endothelial function in human coronary arteries in vivo. Focus on hypercholsterolemia. Hypertension 1991;18 (4 Suppl):II90-99

7. Sorensen KE, Celermajer DS, Georgakopoulos D, Hatcher G, Betteridge DJ, Deanfeald JE. Impairment of endothelium-dependent dilation is an early event in children with familial hypercholesterolemia and is related to the lipoprotein (a) level. J Clin Invest 1994;93:50-55

8. Zeiher AM, Drexler H, Saurbier B, Just H. Endothelium-mediated coronary blood flow modulation in humans. Effects of age, atherosclerosis, hypercholesterolemia, and hypertension. J Clin Invest 1993;92:652-662

9. Tall AR. Plasma high density lipoproteins. Metabolism and relationship to atherogenesis. J Clin Invest 1990;86:379-384

10. Drexler H, Zeiher AM, Köster W, Zeh W, Wieland H. Endothelial dysfunction in the coronary circulation in hypercholesterolemia. Circulation 1992;86 Suppl.I: I-117

11. Chowienczyk PJ, Watts GF, Cockgroft JR, Brett SE, Ritter JM. Sex differences in endothelial function in normal and hypercholesterolaemic subjects. Lancet 1994;344:305-306

12. Keaney JF, Shwaery GT, Xu A, Nicolosi RJ, Loscalzo J, Foxall TL, Vita JA. 17 beta-estradiol preserves endothelial vasodilator function and limits low-density lipoprotein oxidation in hypercholesterolemic swine. Circulation 1994;89:2251-2259

13. Heitzer T, Yla-Herttuala S, Luoma J, Kurz S, Munzel T, Just H, Olschewski M, Drexler H. Cigarette smoking potentiates endothelial dysfunction of forearm resistance vessels in patients with hypercholsterolemia. Role of oxidized LDL. Circulation 1996;93:1346-1353

14. Casino PR, Kilcoyne CM, Quyyumi AA, Hoeg JM, Panza JA. The role of nitric oxide in endothelium-dependent vasodilation of hypercholesterolemic patients. Circulation 1993;88:2541-2547

15. Quyyumi AA, Dakak N, Andrews NP, Husain S, Arora S, Gilligan DM, Panza A, Cannon R. Nitric oxide activity in the human coronary circulation. Impact of risk factors for coronary atherosclerosis. J Clin Invest 1995;95:1747-1755

16. Quyyumi AA, Mulcahy D, Andrews NP, Husain S, Panza A, Cannon R. Coronary vascular nitric oxide activity in hypertension and hypercholsterolemia. Comparison of acetylcholine and substance P. Circulation 1997;95:104-110

17. Mügge A, Elwell JH, Peterson TE, Hofmeyer TG, Heustad DD, Harrison DG. Chronic treatment with polyethylen glycolated superoxide dismutase partially restores endothelium-dependent vascular relaxations in cholesterol-fed rabbits. Circ Res 1991;69:1293-1300

18. Keaney JF, Xu A, Cunningham D, Jackson T, Frei B, Vita JA. Dietary probucol preserves endothelial function in cholesterol-fed rabbits by limiting vascular oxidative stress and superoxide generation. J Clin Invest 1995;95:2520-2529

19. Keaney JF, Gaziano JM, Xu Z, Frei B, Curran-Celento J, Shwaery GT, Loscalzo J, Vita JA. Dietary antioxidants preserve endothelium-dependent vessel relaxation in cholesterol-fed rabbits. Proc Natl Acad Sci USA 1993;90:11880-11884

20. Keaney JF, Gaziano JM, Xu Z, Frei B, Curran-Celento J, Shwaery GT, Loscalzo J, Vita JA. Low dose α-tocopherol improves and high dose α-tocopherol worsens endothelial vasodilator function in cholesterol-fed rabbits. J Clin Invest 1994;93:844-851

21. Keaney JF, Guo Y, Cunningham D, Shwaery GT, Xu A, Vita JA. Vascular incorporation of alpha-tocopherol prevents endothelial dysfunction due to oxidized LDL by inhibiting protein kinase C stimulation. J Clin Invest 1996;98:386-394

22. Ting HH, Timimi FK, Haley EA, Roddy MA, Ganz P, Creager MA. Vitamin C improves endothelium-dependent vasodilation in forearm resistance vessels of humans with hypercholesterolemia. Circulation 1997;95:2617-2622

23. Heitzer T, Yla Herttuala S, Wild E, Luoma J, Drexler H. Effect of vitamin E on endothelial vasodilator function in patients with hypercholesterolemia, chronic smoking or both. J Am Coll Cardiol 1999;33:499-505

24. Ohara Y, Peterson TE, Harrison DG. Hypercholesterolemia increases endothelial superoxide anion production. J Clin Invest 1993;91:2546-2551

25. Mügge A, Brandes RP, Böger RH, Dwenger A, Bode-Böger S, Kienke S, Frölich JC, Lichtlen PR. Vascular release of superoxide radicals is enhanced in hypercholsterolemic rabbits. J Cardiovasc Pharmacol 1994;24:994-998

26. Warnholtz A, Nickenig G, Schulz E, Macharzina R, Brasen JH, Skatchkov M, Heitzer T, Stasch JP, Griendling KK, Harrison DG, Bohm M, Meinertz T, Munzel T. Increased NADH-oxidase-mediated superoxide production in the early stages of atherosclerosis: evidence for involvement of the renin-angiotensin system. Circulation 1999;99:2027-2033

27. Huraux C, Makita T, Kurz S, Yamaguchi K, Szlam F, Tarpey MM, Wilcox JN, Harrison DG, Levy JH. Superoxide production, risk factors, and endothelium-dependent relaxations in human internal mammary arteries. Circulation 1999;99:53-59

28. Reilly MP, Pratico D, Delanty N, DiMinno G, Tremoli E, Rader D, Kapoor S, Rokach J, Lawson J, FitzGerald GA. Increased formation of distinct F2 isoprostanes in hypercholesterolemia. Circulation 1998;98:2822-2828

29. Cardillo C, Kilcoyne CM, Cannon RO, Quyyumi AA, Panza JA. Xanthine oxidase inhibition with oxypurinol improves endothelial vasodilator function in hypercholesterolemic but not in hypertensive patients. Hypertension 1997;30:57-63

30. White CR, Darley-Usmar V, Berrington WR, McAdams M, Gore JZ, Thompson JA, Parks DA, Tarpey MM, Freeman BA. Circulating plasma xanthine oxidase contributes to vascular dysfunction in hypercholesterolemic rabbits. Proc Natl Acad Sci USA 1996;93:8745-8749

31. Pritchard KA, Groszek L, Smalley DM, Sessa WC, Wu M, Villalon P, Wolin MS, Stemerman MB. Native low-densitiy lipoprotein increases endothelial cell nitric oxide synthase generation of superoxide anion. Circ Res 1995;77:510-518

32. Xia Y, Dawson VL, Dawson TM, Snyder SH, Zweier JL. Nitric oxide synthase generates superoxide and nitric oxide in arginine-depleted cells leading to peroxynitrite - mediated cellular injury. Proc Natl Acad Sci USA 1996;93:6770-6774

33. Xia Y, Tsai AL, Berka V, Zweier JL. Superoxide generation from endothelial nitric-oxide synthase. A Ca2+/calmodulin-dependent and tetrahydrobiopterin regulatory process. J Biol Chem 1998;273:25804-25808

34. Landmesser U, Drexler H, Hornig B. Vascular extracellular suoperoxide dismutase activity in patients with

coronary artery disease - relation to endothelium-dependent vasodilation. Circulation in press 1999

35. Fukai T, Galis ZS, Meng XP, Parthasarathy S, Harrison DG. Vascular expression of extracellular superoxide dismutase in atherosclerosis. J Clin Invest 1998;101:2101-2111

36. Bode-Böger SM, Böger RH, Kienke S, Junker W, Fröhlich JC. Elevated L-arginine/dimethylarginine ratio contributes to enhanced systemic NO production by dietary L-arginine in hypercholesterolemic rabbits. Biochem Biophys Res Commun 1996;219:598-603

37. Böger RH, Bode-Böger SM, Szuba A, Tsao PS, Chan JR, Tangphao O, Blaschke TF, Cooke JP. Assymetric Dimethylarginine (ADMA): a novel risk factor for endothelial dysfunction. Ist role in hypercholesterolemia. Circulation 1998;98:1842-1847

38. Ito A, Tsao PS, Adimoolam S, Kimoto M, Ogawa T, Cooke JP. Novel mechansim for endothelial dysfunction - dysregulation of dimethylarginine dimethylaminohydrolase. Circulation 1999;99:3092-3095

39. Creager MA, Gallagher SJ, Girerd XJ, Coleman SM, Dzau VJ, Cooke JP. L-Arginine improves endothelium-dependent vasodilation in hypercholesterolemic humans. J Clin Invest 1992;90:1248-1253

40. Clarkson P, Adams MR, Powe AJ, Donald AE, McCredie R, Robinson J, McCarthy SN, Keech A, Celermajer DS, Deanfield JE. Oral L-arginine improves endothelium-dependent dilation in hypercholesterolemic young adults. J Clin Invest 1996;97:1989-1994

41. Stroes E, Kastelein J, Cosentino F, Erkelens W, Wever R, Koomans H, Lüscher T, Rabelink T. Tetrahydrobiopterin restores endothelial function in hypercholesterolemia. J Clin Invest 1997;99:41-46

42. Luscher TF, Yang Z, Tschudi M, von Segesser L, Stulz P, Boulanger C, Siebenmann R, Turina M, Buhler FR. Interaction between endothelin-1 and endothelium-derived relaxing factor in human arteries and veins. Circ Res 1990;66:1088-1094

43. Best P, McKenna C, Hadai D, Holmes D, Lerman A. Chronic endothelin receptor antagonism preserves coronary endothelial function in experimental hypercholesterolemia. Circulation 1999;99:1747-1752

44. Feron O, Dessy C, Moniotte S, Desager JP, Balligand JL. Hypercholesterinemia decreases nitric oxide production by promoting the interaction of caveolin and endothelial nitric oxide synthase. J Clin Invest 1999;103:897-905

45. Gould KL, Martucci JP, Goldberg DI, Hess MJ, Patterson Edens R, Latifi R, Dudrick SJ. Short-term cholesterol lowering decreases size and severity of perfusion abnormalities by positron emission tomography after dipirydamol in patients with coronary artery disease - a po-

tential noninvasive marker of healing coronary endothelium. Circulation 1994;89:1530-1538

46. Wilson RF, Wyche K, Christensen BV, Zimmer S, Laxson DD. Effects of adenosin on human coronary arterial circulation. Circulation 1990;82:1591-1606

47. Baller D, Gunawan N, Gleichmann U, Holzinger J, Weise R, Lehmann J. Improvement in coronary flow reserve determined by positron emission tomography after 6 months of cholesterol-lowering therapy in patients with early stages of coronary atherosclerosis. Circulation 1999;99:2871-2875

48. Yokoyama I, Momomura S, Ohtake T, Yonekura K, Yang W et al: Improvement of impaired myocardial vasodilation due to diffuse coronary atherosclerosis in hypercholesterolemics after lipid-lowering therapy. Circulation 1999;100:117-122

49 Andrews TC, Raby K, Barry J, Naimi CL, Allred E, Ganz P, Slewyn AP: Effect of cholesterol reduction on myocardial ischemia in patients with coronary disease. Circulation 1997;95(2):324-328

50. Leung W, Lau C, Wong C. Beneficial effect of cholesterol-lowering therapy on coronary endothelium-dependent relaxation in hypercholesterolemic patients. Lancet 1993;341:1496-1500

51. Egashira K, Kirooka Y, Kai H, Sugimachi M, Suzuki S, Inou T, Takeshita A. Reduction in serum cholesterol with pravastatin improves endothelium-dependent coronary vasomotion in patients with hypercholesterolemia. Circulation 1994;89:2519-2524

52. O'Discroll G, Green D, Taylor RR. Simvastatin, an HMG-coenzyme A reductase inhibitor, improves endothelial function within 1 months. Circulation 1997;95:1126-1131

53. Tamai O, Matsuoka H, Itabe H, Wada Y, Kohno K, Imaizumi T. Single LDL apheresis improves endothelium-dependent vasodilation in hypercholesterolemic humans. Circulation 1997;95:76-82

54. Laufs U, Fata V, Plutzky J, Liao J. Upregulation of endothelial nitric oxide synthese by HMG CoA reductase inhibitors. Circulation 1998;97:1129-1135

55. John S, Schlaich M, Langenfeld M, Weihprecht H, Schmitz G, Weidinger G, Schmieder R. Increased bioavailability of nitric oxide after lipid lowering therapy in hypercholesterolemic patients - a randomized, placebo-controlled, double-blind study. Circulation 1998;98:211-216

56. Neunteufel T, Kostner K, Katzenschlager R, Zehetgruber M, Maurer G, Weidinger F. Additional benefit of vitamin E supplementation to simvastatin therapy on vasoreactivity of the brachial artery of hypercholesterolemic men. J Am Coll Cardiol 1998;32:711-716

57. Anderson T, Meredith I, Yeung A, Frei B, Selwyn A, Ganz P. The effect of cholesterol lowering and antioxidant therapy on endothelium-dependent coronary vasomotion. N Engl J Med 1995;332:488-493

58. Verhaar MC, Wever RM, Kastelein JJ, van Dam T, Koomans HA, Rabelink TJ. 5-methyltetrahydrofolate, the active form of folic acid, restores endothelial function in familial hypercholesterolemia. Circulation 1998;97:237-241

59. Verhaar MC, Wever RM, Kastelein JJ, van Loon D, Milstien S, Koomans HA, Rabelink TJ. Effects of oral folic acid supplemetation on endothelial function in familial hypercholesterolemia. A randomized placebo-controlled trial. Circulation 1999;100:335-338

60. Hernandez A, Barberi L, Ballerio R, Testini A, Ferioli R, Natali M, Folco G, Catapano A. Delapril slows the progression of atherosclerosis and maintains endothelial function in cholesterol-fed rabbits. Atherosclerosis 1998;137:71-78

Risikofaktor Diabetes mellitus

9. Risikofaktor Diabetes mellitus

Patienten mit Diabetes mellitus weisen eine erhöhte kardiovaskuläre Morbidität und Mortalität auf, teilweise hervorgerufen durch diabetische vaskuläre Komplikationen. Vieles spricht dafür, daß Störungen der Endothelfunktion bei der Pathogenese der diabetischen vaskulären Erkrankung eine Rolle spielen (☞ Tab. 9.1).

Endotheldysfunktion beim Diabetes
• verminderte basale Synthese/Freisetzung von NO
• gesteigerte Inaktivierung von NO, Erhöhung der freien Sauerstoffradikale
• beeinträchtigte Reaktion der Gefäßwand der glatten Muskelzellen auf NO
• Endprodukte der Glykosilierung erhöht
• Endothelin-1-Synthese, -Expression und -Plasma-Level erhöht
• Prostazyklinfreisetzung erhöht
• Adhäsion von Plättchen/Monozyten erhöht
• Expression von Adhäsionsmolekülen erhöht
• Beeinträchtigung der fibrinolytischen Aktivität

Tab. 9.1: Endotheldysfunktion beim Diabetes.

Zahlreiche experimentelle Untersuchungen haben gezeigt, daß die endothel-abhängige Dilatation von Leitungs- und Widerstandsgefäßen vermindert ist. Die Beobachtungen an Patienten mit insulin-pflichtigem und nicht-insulinpflichtigem Diabetes mellitus sind jedoch uneinheitlich (Übersicht in 1). Sowohl normale Relaxation als auch verminderte Relaxation auf Acetylcholin an peripheren Leitungsgefäßen und Widerstandsgefäßen wurden berichtet.

Es gibt zahlreiche Hinweise, daß sich die Endothel-abhängige vaskuläre Funktion zwischen Personen mit Diabetes vom Typ 1 bzw. Typ 2 (insulin-unabhängig) unterscheidet.

Bei **Typ 1-Diabetikern** führte die Hemmung der NO-Bildung im Vergleich mit den Kontrollpersonen zu einer geringeren Vasokonstriktion, woraus geschlossen werden kann, daß die basale NO-Freisetzung vermindert ist (2). Die Reaktion auf einen Nitrodilatator war bei diesen Diabetikern geringer als bei den Kontrollpersonen, während die Reaktion auf Acetylcholin bei beiden Gruppen gleich war. Diese Beobachtungen weisen darauf hin, daß die endotheliale Bildung von NO bei Diabetikern nicht beeinflußt wird, während die vaskuläre glatte Muskulatur weniger empfindlich auf NO reagiert. Interessanterweise wurde die verringerte vaskuläre Reaktion auf L-NMMA (Indikator für eine reduzierte basale Abgabe von NO) nur bei Patienten mit einer Mikroalbuminurie beobachtet (3). Da L-NMMA die vaskuläre Reaktion auf Natrium-Nitroprussid nicht beeinflußt, den Effekt von Carbachol dagegen abschwächt, deuten diese Beobachtungen auf eine beeinträchtigte NO-Synthese bei Insulin-abhängigem Diabetes hin, in Übereinstimmung mit Studien, die eine Verbindung zwischen Anzeichen für eine generelle endotheliale Dysfunktion und erhöhte Albumin-Ausscheidung im Urin sowohl bei Patienten mit insulin-abhängigem als auch insulin-unabhängigem Diabetes ergaben (4,5). Nicht alle Untersuchungen haben allerdings diese Vermutung bestätigt. Bei Patienten mit **Diabetes Typ 2** scheint sowohl eine verminderte endothel-vermittelte Vasodilatation als auch eine reduzierte Dilatationsfähigkeit auf exogenes NO vorzuliegen (6).

Veränderungen der Endothelfunktion bei Hyperglykämie
• regionale hämodynamische Veränderungen
• Beeinträchtigung der endothel-abhängigen Relaxation
• Aktivierung von PKC und Bildung von Sauerstoff-Radikalen
• Inaktivierung von NO durch Sauerstoff-Radikale und Verletzung des Endothels

Tab. 9.2: Veränderungen der Endothelfunktion bei Hyperglykämie (8).

Ausmaß und Charakteristik von Endotheldysfunktion bei Patienten mit Diabetes variieren offensichtlich stark, möglicherweise in Abhängigkeit von wichtigen Begleitfaktoren wie Geschlecht, Alter oder Zuckereinstellung. Die Endotheldysfunktion bei Diabetikern kann auch zur sexuellen Impotenz führen. Die Erektion des Penis ist ein neurovaskulärer Vorgang, der die Entspannung des trabecularen Muskels der Corpora cavernosa voraussetzt. Die Relaxation wird durch NO vermittelt (7).

Auch die Mechanismen, die der beeinträchtigten Endothel-Funktion zugrunde liegen, sind beim Diabetes noch nicht geklärt. Sowohl die experimentellen als auch erste klinische Daten lassen vermuten, daß die Synthese/Freisetzung von NO aus dem Endothel nicht vermindert sein dürfte. Hohe Glukosekonzentration führen vielmehr zu vermehrter NO-Freisetzung, jedoch gleichzeitig zur Steigerung von O_2^- (8; ☞ Tab. 9.1). Trotzdem wird durch eine rasche Blutzuckererhöhung die endothel-abhängige Dilatation verschlechtert (9).

> Eine Reihe von Beobachtungen spricht dafür, daß bei Diabetes mellitus die Endotheldysfunktion in erster Linie durch Inaktivierung von NO bedingt ist, z.B durch freie Sauerstoff-Radikale.

Diese inaktivieren nicht nur NO, sondern stimulieren über die Bildung von H_2O_2 und Hydroxylradikalen (OH-) die Bildung von vasokonstriktorischen Prostanoiden (10, 11). Erhöhte Glukosekonzentrationen steigern intrazellulär Diacylglycerol und damit die Proteinkinase C (12). Diese Kinase moduliert die Aktivität der NO-Synthase, aber auch die NADPH-Oxidase, so daß möglicherweise sowohl NO als auch Sauerstoffradikale vermehrt Peroxynitrit bilden kann und/oder die NO-Synthase nicht nur NO, sondern auch O_2-Radikale bildet (☞ Tab. 9.2).

Unter der Vorstellung, daß die Inaktivierung von NO bei Diabetes mellitus den entscheidenden Mechanismus darstellt, wurden von mehreren Arbeitsgruppen Antioxidantien, insbesondere Vitamin C, eingesetzt.

> In der Tat konnte gezeigt werden, daß Vitamin C sowohl bei Patienten mit Insulin-pflichtigem als auch nicht-insulinpflichtigem Diabetes mellitus die verminderte endothel-abhängige Dilatation verbessert (13, 14).

Literatur

1. Cosentino F and Lüscher TF: Endothelial Dysfunction in Diabetus mellitus. J Cardiovasc Pharmacol 32 (Suppl.3): S 54-S61, 1998

2. Calver A, Collier J, Vallance P: Inhibition and stimulation of nitric oxide synthesis in the human forearm arterial bed of patients with insulin-dependent diabetes. J Clin Invest 90:2548-2554, 1992

3. Elliott TG, Cockcroft JR, Groop PH et al: Inhibition of nitric oxide synthesis in forearm vasculature of insulin-dependent diabetic patients: Blunted vasoconstriction in patients with microalbuminoria. Clin Sci 85:687-693, 1993

4. Jensen T, Bjerre-Knudsen J, Feldt-Rasmussen B et al: Features of endothelial dysfunction in early diabetic nephropathy. Lancet 333:461-463, 1989

5. Stehouver CD, Nauta JJ, Zeldenrust GC et al: Urinary albumin excretion, cardiovascular disease, and endothelial dysfunction in non-insulin-dependent diabetes mellitus. Lancet 340:319-323, 1992

6. Williams SB, Cusco JA, Roddy MA, Johnstone MT, Creager MA: Impaired nitric oxide-mediated vasodilation in patients with non-insulin-dependent diabetes mellitus. J Am Coll Cardiol 27:567-74, 1996

7. Saenz de Tajeda I, Goldstein I, Azadzoi K et al: Impaired neurogenic and endothelium-mediaed relaxation of penile smooth muscle from diabetic men with impotence. N Engl J Med 320:1025-1030, 1989

8. Cosentino F, Hishikawa K, Katusic ZS, Lüscher TF: High glucose increases nitric oxide synthase expression and superoxide anion generation in human aortic endothelial cells. Circulation 96:25-8, 1997

9. Williams SB, Goldfine AB, Timimi FK, Ting HH, Roddy MA, Simonson DC, Creager MA: Acute hyperglycemia attenuates endothelium-dependent vasodilation in humans in vivo. Circulation 97:1695-701, 1998

10. Tesfamariam B, Brown ML, Deykin D, Cohen RA: Elevated glucose promotes generation of endothelium-derived vasoconstrictor protanoids in rabbit aorta. J Clin Invest 85:929-32, 1990

11. Tesfamariam B, Cohen RA: Role of superoxide anion and endothelium in vasoconstrictor action of prostaglandin endoperoxide. Am J Physiol 262:H1915-9, 1992

12. Tesfamariam B, Brown ML, Cohen RA: Elevated glucose impairs endothelium-dependent relaxation by activating protein kinase C. J Clin Invest 87:1643-8, 1991

13. Ting HH, Timimi FK, Boles KS, Creager SJ, Ganz P, Creager MA: Vitamin C improves endothelium-dependent vasodilation in patients with non-insulin-dependent diabetes mellitus. J Clin Invest 97:22-8, 1996

14. Timimi FK, Ting HH, Haley EA, Roddy MA, Ganz P, Creager MA: Vitamin C improves endothelium-dependent vasodilation in patients with insulin-dependent diabetes mellitus. J Am Coll Cardiol 31:552-7, 1998

Endotheldysfunktion bei koronarer Herzkrankheit

10. Endotheldysfunktion bei koronarer Herzkrankheit

Die endothelial-vermittelte Vasodilatation ist bereits in den frühen Stadien der Arteriosklerose beeinträchtigt. So läßt sich eine beeinträchtigte endothel-abhängige Vasodilatation in epikardialen Koronararterien und der koronaren Mikrozirkulation bei Patienten mit Hypercholesterinämie ohne den Nachweis einer arteriosklerotischen Läsion (bewertet durch Angiographie und Ultraschall) nachweisen (1, 2). Diese Beobachtungen sind im Einklang mit den experimentellen Ergebnissen, die darauf hinweisen, daß die Endotheldysfunktion einer Arteriosklerose in experimentellen Modellen von Hypercholesterinämie vorausgeht. Die Endotheldysfunktion im Sinne einer verminderten Endothel-vermittelten Vasodilatation (3) repräsentiert damit möglicherweise einen wichtigen frühen Vorgang, der eine Vasokonstriktion der Koronargefäße begünstigt und die Entwicklung und Progression der Arteriosklerose fördert.

Die Erfassung der endothel-abhängigen Vasodilatation in unterschiedlichen Stadien der koronaren Herzkrankheit hat gezeigt, daß

- eine progrediente Verschlechterung der Endothelfunktion in Koronararterien nachweisbar ist

- einschließlich einer frühen Beeinträchtigung der Acetylcholin-vermittelten Vasodilatation

- gefolgt von einer reduzierten Fluß-abhängigen endothel-vermittelten Vasodilatation (4; ☞ Abb. 10.1).

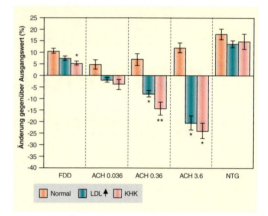

Abb. 10.1: Änderung des koronaren Durchmessers (% vom Ausgangswert) nach Steigerung des koronaren Blutflusses (FDD), nach ansteigenden Dosen von Acetylcholin (Ach) und Nitroglycerin (NTG) unter physiologischen Verhältnissen, bei Patienten mit Hypercholesterinämie und angiographisch normalen Koronararterien (LDL) sowie Patienten mit angiographisch nachweisbarer koronarer Herzkrankheit (KHK). Man erkennt eine zunehmende Reduktion der FDD und eine erhebliche paradoxe Vasokonstriktion auf Ach bei erhaltener Dilatation auf Nitroglycerin (letzteres zeigt, daß die epikardialen Koronararterien sich prinzipiell erweitern können, hier durch "exogenes NO").

Bei angiographisch unauffälligen Koronararterien ist allerdings zu bedenken, daß bereits eine Intimaproliferation, also strukturelle Veränderungen der Gefäßwand nachweisbar sein können. In der Tat konnte durch intravaskulären Ultraschall nachgewiesen werden, daß Patienten mit Hypercholesterinämie und normalen koronaren Arterien fokal oft eine intimale Verdickung (strukturelles Remodeling) der Gefäßwand aufweisen (5; ☞ Abb. 10.2).

Abb. 10.2: Koronarangiogramm nach intravaskulärem Ultraschall bei einem Patienten mit Hypercholesterinämie und allenfalls diskreten angiographischen Veränderungen. Man erkennt eine erhebliche exzentrische Plaquebildung, die angiographisch nicht erkennbar ist (Pfeil). Diese Patienten zeigen alle eine Endotheldysfunktion (Bild von Priv.-Doz. Dr. D. Hausmann, MHH Hannover).

Derartige strukturelle Alterationen sind nicht selten bereits im jugendlichen Alter zu finden - ein Argument mehr für eine Frühprävention. Nicht nur die stimulierte Freisetzung von NO aus dem Endothel durch Acetylcholin, Bradykinin und andere Substanzen ist bei arteriosklerotischen Koronararterien vermindert, sondern auch die basale Freisetzung von NO (6). NO trägt zum basalen Ruhetonus von epikardialen Koronararterien bei (☞ Abb. 10.3).

Abb. 10.3: Die Hemmung der NO-Freisetzung durch L-NMMA führt zur epikardialen Vasokonstriktion; d.h. NO trägt zum Ruhetonus der Koronararterie bei. Bei koronarer Herzkrankheit ist dieser Beitrag vermindert; weniger NO bedeutet bei diesen Patienten Neigung zur Vasokonstriktion (modifiziert nach Quyyumi et al., JACC 1997):

Sowohl die basale Freisetzung von NO als auch die Freisetzung von NO durch physiologische Stimuli wie z.B Blutflußteigerung ist bereits bei Vorliegen von koronaren Risikofaktoren vermindert (7) und hat funktionelle Konsequenzen (☞ unten und Abb. 10.4).

Abb. 10.4: Koronare Gefäßdurchmesser vor und nach cold pressure test (CPT), Acetylcholin (Ach) und Nitroglycerin (NTG) bei Gesunden und bei Patienten mit koronarer Herzerkrankung. Bei Gesunden kommt es zur Erweiterung der epikardialen Koronararterien unter CPT, Ach und NTG; d.h. entsprechend der Blutdruck-Frequenz-Steigerung der flußabhängigen Dilatation bei erhöhter Koronarperfusion und normaler Endothelfunktion. Bei Patienten wird eine paradoxe Vasokonstriktion auf den Cold Pressure Test nach Ach beobachtet, d.h. Streßreaktionen führen zur koronaren Gefäßverengung an den Segmenten, die eine Endotheldysfunktion aufweisen (modifiziert nach 26).

> Die Endotheldysfunktion ist offenbar besonders ausgeprägt an Verzweigungen der Koronararterien, also an Prädilektionsstellen, an denen auch besonders häufig Koronarstenosen entstehen.

Eine verminderte endothel-vermittelte Vasodilatation von epikardialen Koronararterien wird bei allen Risikofaktoren der Arteriosklerose beobachtet, wie

- Diabetes
- Hypertonie
- Rauchen
- Hypercholesterinämie und
- positiver Familienanamnese

In der Tat korreliert das Ausmaß der Endotheldysfunktion mit der Anzahl der vorhandenen Risikofaktoren. Jenseits von verminderter NO-Freisetzung aus dem Endothel dürften auch andere Faktoren bei der gestörten endothelvermittelten Vasodilatation beteiligt sein, wie eine gesteigerte Expression von Endothelin (8) und/oder veränderte Aktivität des Endothel-derived-Hyperpolarization-Faktor (9).

Die beeinträchtigte endotheliale vasodilatorische Funktion ist prinzipiell reversibel.

Eine Reihe von Interventionen können eine partielle oder gar komplette Restaurierung der NO abhängigen Vasodilatation bewirken, so u.a.

• L-Arginin, der Vorläufer von NO (10, 11)
• die Reduktion von LDL-Cholesterin durch Statine oder
• ACE-Hemmer (☞ auch Kapitel 14. "Therapie der endothelialen Vasodilatatoren-Dysfunktion")

10.1. Endothelfunktion in der koronaren Mikrozirkulation

Die beeinträchtigte endotheliale vasodilatorische Funktion ist nicht auf die epikardialen Koronararterien beschränkt, sondern entsteht auch in der koronaren Mikrozirkulation, insbesondere bei Patienten mit Hypercholesterinämie (1, 4). Experimentell konnte gezeigt werden, daß die Fluß-abhängige Dilatation der koronaren Mikrozirkulation bei Hypercholesterinämie gestört ist (12).

Da die Dilatation der Widerstandsgefäße die Voraussetzung für die Steigerung der Koronarperfusion darstellt, z.B. während reaktiven Hyperämie, dürfte die beeinträchtigte Endothel-Funktion der koronaren Widerstandsgefäße bei Menschen eine wichtige Bedeutung für die Durchblutung des Herzens besitzen.

Allerdings ist NO nur einer von mehreren Faktoren, welche den Tonus der koronaren Mikrozirkulation bestimmen; daneben dürften u.a.

• EDHF
• Prostaglandin und
• Adenosin

eine wichtige Rolle spielen (13). Der Ausfall oder die verminderte Verfügbarkeit von NO in der koronaren Mikrozirkulation wirken sich jedoch negativ auf die Koronarperfusion aus (14,7,15). Mit

nuklearmedizinischen Methoden konnte bestätigt werden, daß eine Endotheldysfunktion der koronaren Mikrozirkulation mit myokardialen Perfusionsdefekten assoziiert ist, jenseits Endotheldysfunktion der epikardialen Leitungsgefäße (16).

Es ist nicht bekannt, jedoch durchaus denkbar, daß Interventionen, welche die endothel-abhängige Dilatation in der koronaren Mikrozirkulation verbessern, dies nicht nur über die Wiederherstellung von NO-Synthese und Freisetzung oder Reduktion der NO-Inaktivierung erreichen, sondern auch EDHF, Prostaglandine oder Adenosin-Metabolismus beeinflussen.

Die Koronarperfusion kann durch das Endothel auch indirekt beeinflußt werden. Beispielsweise moduliert NO die sympathetisch-vermittelte Vasokonstriktion. Bei niedrigen Noradrenalin-Konzentrationen wird zunächst NO aus dem Endothel freigesetzt, erst bei höheren Dosen kommt es zur koronaren Vasokonstriktion. NO inhibiert auch Plättchenaggregation und damit die Freisetzung von Thromboxan und Serotonin (17), welche starke Vasokonstriktoren darstellen. Bei einer normalen Endothelfunktion wird insbesondere durch Serotonin eine Freisetzung von NO stimuliert. Dieser Effekt ist jedoch, analog zu Acetylcholin, bei Endotheldysfunktion reduziert oder gar aufgehoben, es kann dann zur paradoxen Koronarvasokonstriktion durch Serotonin kommen.

10.2. Mechanismen für die Entwicklung des Endotheldysfunktion

Eine Reihe von Mechanismen kann zur gestörten NO-vermittelten Vasodilatation beitragen. Der quantitative Beitrag der einzelnen Faktoren hängt sicher auch von den zugrundeliegenden Risikofaktoren, der Art und dem Stadium der Erkrankung ab.

Es ist offensichtlich, daß die Identifizierung der Bedeutung der einzelnen Mechanismen große Bedeutung für neue therapeutische und präventive Strategien darstellt.

Grundsätzlich kann eine Störung der NO-Synthese, der NO-Freisetzung bzw. Beschleunigung der NO-Inaktivierung oder eine Kombination dieser Mechanismen vorliegen. Kurzzeit-

Interventionen mit L-Arginin und Tetrahydro-biopterin deuten daraufhin, daß die Substrat- bzw. Kofaktoren-Verfügbarkeit eine Rolle spielen dürften (10,18); auch gibt es Anhaltspunkte dafür, daß zu mindest in fortgeschrittenen Stadien die Synthese von NO gestört ist, denn es konnte nachgewiesen werden, daß die Expression und Freisetzung von NO aus dem Endothel von arteriosklerotischen Gefäßen von Patienten vermindert ist (19). Dagegen sprechen eine Reihe von experimentellen Beobachtungen dafür, daß zumindest in frühen Stadien die Produktion von NO eher verstärkt ist (20), jedoch eine gesteigerte Inaktivierung stattfindet durch einen Exzess von endothelialer Sauerstoff-Radikalbildung (21). In der Tat korreliert der Grad der Ach-induzierten koronaren Vasokonstriktion mit dem Ausmaß der LDL-Oxidation im Plasma (22).

Die verminderte Verfügbarkeit von NO hat neben der fehlenden Relaxation der Koronararterien weitere Konsequenzen, wie u.a. die Neigung zur Plättchenaggregation, Adhäsion und Einwanderung von Monozyten in die Gefäßwand und Intimaproliferation.

In Tabelle 10.1 sind wichtige Mechanismen zusammengefaßt. Die Bedeutung dieser Mechanismen in Abhängigkeit von den zugrundeliegenden Risikofaktoren wird in den entsprechenden Kapiteln diskutiert.

Mechanismen der Endotheldysfunktion
• Hemmung der L-Arginin-Aufnahme in den Endothelzellen
• Hemmung/Kompetition von L-Arginin durch asymmetrisches Dimethylarginin (ADMA) und somit Hemmung der NO-Synthese
• verminderte Expression (Aktivität) der NO-Synthase (Regulation durch Scherkräfte, Akt, Proteinkinase C)
• gesteigerte Inaktivierung von NO durch Radikale
• verminderte Stimulation der NO-Freisetzung (verminderte Bradykinin- Konzentration durch gesteigerte ACE-Aktivität)

Tab. 10.1: Mechanismen der Endotheldysfunktion.

10.3. Funktionelle Konsequenzen der beeinträchtigten NO-Verfügbarkeit in Koronararterien

Der Verlust der Fluß-abhängigen Dilatation in atherosklerotischen Segmenten dürfte die Vasokonstriktion begünstigen. Solch eine beeinträchtigte Vasodilatation epikardialer Koronararterien könnte zur paradoxen Vasokonstriktion bei Belastungen im täglichen Leben beitragen, wie z.B. körperliche Belastung, mentaler Stress oder eine kalte Umgebung. Unter normalen Bedingungen repräsentiert die Fluß-vermittelte Dilatation einen wichtigen Mechanismus, durch den die epikardialen Gefäße sich bei Belastung erweitern. Die NO-vermittelte, Scherkraft-induzierte Dilatation wirkt der myogenen Vasokonstriktion entgegen, die durch Blutdruckanstieg bewirkt wird (23, 24). Die endotheliale Beeinflussung von Faktoren, z.B. die sympathetische Stimulation von Blutplättchen oder ihrer freiwerdenden Substanzen (Thromboxan, Serotonin) wird bei verminderter NO-Verfügbarkeit nicht mehr greifen. Angesichts der endothelialen Dysfunktion sind die Gefäße empfänglicher gegenüber den konstriktiven Wirkungen von Norepinephrin. Tatsächlich haben Vita et al. gezeigt, daß bei Patienten, bei denen eine Endotheldysfunktion (diagnostiziert durch die Gabe von Acetylcholin) vorliegt, die intrakoronare Infusion von Phenylephrin mit einer erhöhten Vasokonstriktion im Vergleich zu den Kontrollpersonen verbunden ist (25). Ähnlich aktivieren Belastung und eine kalte Umgebungstemperatur das sympathetische Nervensystem und erhöhen die zirkulierenden Spiegel der Katecholamine.

Die sympathetische Aktivierung ist begleitet von komplexen Reflexmechanismen einschließlich der Erhöhung der Herzfrequenz und des Blutdruckes und dadurch bedingt von einem erhöhten Sauerstoffbedarf des Myokards.

Bei Patienten mit normalen Koronararterien führt körperliche Belastung, mentaler Stress oder Kälte zu einer Dilatation der epikardialen Koronararterien (26). Im Gegensatz dazu zeigen Patienten mit arteriosklerotischen Koronararterien eine "paradoxe" epikardiale Koronar-Vasokonstriktion als Reaktion auf Belastung, "cold pressure test" oder mentalen Stress (27-29), obwohl die systemische Wirkungen dieser Belastungen bei Probanden und Patienten vergleichbar ist. Bei diesen Patienten gibt es auch eine enge Beziehung zwischen der Endothelfunktion und der Reaktion des identischen Koronarsegments auf den "cold pressure test". Es ist denkbar, daß eine unangemessene Vasokonstriktion, die auf einer endothelialen Vasodilatator-Dysfunktion von atherosklerotischen epikardialen Arterien beruht, eine wichtige Rolle spielt bei der Auslösung der Myokardischämie bei Patienten mit mittelgradigen Koronarstenosen. Obwohl der Grad der koronaren stress-induzierten Vasokonstriktion bei Endotheldysfunktion unter 25 - 30 % liegt, könnte solch ein Anstieg des arteriellen Tonus eine Zunahme des Stenosegrades einer zunächst nicht flußlimitierenden, exzentrischen Stenose bewirken und somit eine unter Ruhebedingungen nicht relevante Einengung bei Stress funktionell bedeutsam machen. Deshalb könnte bei Koronarläsionen zwischen 50-70 % eine abnormale Vasokonstriktor-Reaktion, hervorgerufen durch den Verlust von endothel-vermittelter Vasodilatation, verantwortlich sein für das Mismatch zwischen der Sauerstoffversorgung im Myokard und dem Bedarf. Mit anderen Worten, es dürfte eine Verbindung bestehen zwischen der endothelialen Vasodilatator-Dysfunktion und Angina-Episoden, die mit den Aktivitäten des täglichen Lebens verbunden sind. Kurzzeit-Interventionsstudien unterstützen diese theoretischen Überlegungen. Eine signifikante Senkung des Serumcholesterin von im Mittel 235 mg % auf 162 mg % über 4 Monate steigerte die maximale Adenosininduzierte Blutfluß-Steigerung um 47 % in Arealen, die von einer stenosierten Koronararterie versorgt wurden (30). Da in so kurzer Zeit eine nennenswerte Regression von Koronarstenosen nicht zu erwarten ist, sprechen die Beobachtungen dafür, daß die verbesserte Myokardperfusion durch eine gesteigerte flußabhängige Endothel-vermittelte Dilatation der stenotischen Koronararterie bedingt ist (30, 31).

Es ist bemerkenswert, daß der koronare vasomotorische Tonus zusätzlich auch durch humorale Faktoren erhöht werden kann, die durch aktivierte Blutplättchen freiwerden, z.B.
• während einer Ischämie
• bei Plaque-Rupturen oder
• einfach während zirkadianen Spitzen der Blutplättchen-Aggregation

In der Tat konnte gezeigt werden, daß intrakoronare Infusion von Serotonin, die zu einer vergleichbaren Konzentration mit derjenigen während einer Blutplättchen-Aktivierung führt, die Ursache für starke epikardiale koronare Vasokonstriktion bei Patienten mit koronarer Herzkrankheit und Endotheldysfunktion ist, wohingegen bei gesunden Probanden eine koronare Vasodilatation beobachtet wurde (32,33).

Es ist also anzunehmen, daß das intakte Endothel eine wichtige Rolle bei der Erhaltung des Gleichgewichtes zwischen dem proaggregativen und dem antiaggregativen Verhalten der Blutplättchen spielt. Ein normales Endothel schützt vor Anlagerung und Aktivierung der Blutplättchen. Umgekehrt wurde eine erhöhte Blutplättchen-Adhäsion in menschlichen ateriosklerotischen Arterien nachgewiesen.

Die Steigerung der NO-Freisetzung aus dem vaskulären Endothel führt zur Hemmung der Blutplättchen-Aggregation im menschlichen Blutkreislauf und dieser hemmende Effekt ist bei Patienten mit Atherosklerose vermindert (34). Es ist daher anzunehmen, daß die Endotheldysfunktion auch beim akuten koronaren Syndrom eine wichtige Rolle spielt. Plaqueerosion und Ruptur führen zur Plättchenaktivierung und Ausschüttung von Serotonin, das nur bei Endotheldysfunktion zur koronaren Vasokonstriktion führt. Unter bestimmten Bedingungen kann die endotheliale NO-Synthase anstatt NO-Radikale bilden. Während NO die NF kappa B-Aktivität hemmt, wird NF kappa B durch Radikale aktiviert mit vermehrter Expression von Adhäsionsmolekülen, MCP-1, Zytokinen und anderen Redox-sensitiven Proteinen; d.h. das gestörte Gleichgewicht stärkt eine proinflammatorische Komponente in der Gefäßwand und könnte somit zur Plaqueinstabilität beitragen. Auch für die instabile Angina pectoris konnte gezeigt werden, daß eine Senkung des Serumcholesterins eine Verbesserung der endothel-abhängigen Vasodilatation bewirkt (35). Inwieweit dies kurz bis mittelfristig einen positiven Einfluß auf Myokardischämie und koronare Ereignisse hat, wird z.Z. in großen Studien geprüft.

Experimentelle Daten deuten auch daraufhin, daß das Endothel eine wichtige Rolle bei der Bewahrung der vaskulären Struktur spielt (36). Es ist daher möglich, daß die verminderte endotheliale NO-Verfügbarkeit Langzeitwirkungen bezüglich des vaskulären Remodelings der Koronararterien hat. Da NO auch die Wirkung und Synthese des Endothelin beeinträchtigt, könnte das Fehlen der NO-Aktivität die vaskuläre Expression des Endothelins fördern. Tatsächlich wurden erhöhte Plasma und Gewebe-Endothelin-Spiegel bei Patienten mit koronarer Herzkrankheit beobachtet (37, 8).

10.4. Risikofaktoren und Endothelfunktion

Alle bekannten Risikofaktoren sind mit einer Endotheldysfunktion der epikardialen Koronararterien assoziiert. Der Verlust der Endothel-abhängigen Vasodilatation korreliert mit erhöhtem Serumcholesterin, dem männlichen Geschlecht, dem Vorkommen von koronarer Herzkrankheit in der Familie und - bei angiographisch normalen Koronararterien - dem Alter.

> Erhöhte HDL-Spiegel haben möglicherweise einen schützenden Effekt für die Endothelfunktion der epikardialen Koronararterien (38-41).

Je mehr Risikofaktoren vorhanden sind, desto wahrscheinlicher ist eine paradoxe Konstriktion der Koronararterien auf Acetylcholin als Hinweis auf eine gestörte endothel-abhängige Vasodilatation. Dennoch reicht bereits das Vorhandensein eines einzelnen Risikofaktors, wie z.B. Hypercholesterinämie oder Bluthochdruck, aus, um eine Beeinträchtigung der endothel-abhängigen Vasomotion der angiographisch normalen Koronararterien zu bewirken. Die potentielle prognostische Bedeutung der gestörten koronaren Endothelfunktion wird in Kapitel 5. diskutiert.

Literatur

1. *Drexler H, Zeiher AM.* Endothelial function in human coronary arteries in vivo. Focus on hypercholsterolemia. Hypertension 1991;18 (4 Suppl):II90-99

2. *Reddy KG, Nair RN, Sheehan HM* et al. Evidence that selective endothelial dysfunction may occur in the absence of angiografic or ultrasound atherosclerotis in patients with risk factors for atherosclerotis. J Am Coll Cardiol 1994;23:833-943

3. *Drexler H, Zeiher AM, Wollschläger H, Meinertz T, Just H, Bonzel T.* Flow-dependent coronary artery dilatation in humans.

4. *Zeiher AM, Drexler H, Wollschlager H, Just H.* Modulation of coronary vasomotor tone in humans. Progressive endothelial dysfunction with different early stages of coronary atherosclerosis. Circulation 1991;83:391-401

5. *Hausmann D, Johnson JA, Sudhir K* et al. Angiographically silent atherosclerosis detected by intravascular ultrasound in patients with familiarl hypercholesterolemia and familial combined hyperlipidaemia: Correlation with high density lipoproteins. J Am Coll Cardiol 1996;27:1562-1570

6. *Chester AH, O`Neil GS, Moncada S, et al.* Low basal and stimulated release of nitric oxide in atherosclerotic epicardial coronary arteries. Lancet 1990;336:897-900

7. *Quuyumi AA, Dakak N, Andrews NP, et al.* Nitric oxide activity in the human coronary circulation. J Clin Invest 1995;95:1747-1755

8. *Lerman A, Edwards BS, Hallet JW et al.* Circulating and tissue endothelin immunoreactivity in advanced atherosclerosis. New Engl. J Med 1991;325:997-1001

9. *Kessler P, Popp R, Busse R, Schini-Kerth VB.* Proinflammatory mediators chronically downregulate the formation of the endothelium-derived hyperpolarizing factor in arteries via a nitric oxide/cyclic GMP-dependent mechanism. Circulation 1999;99:1878-84

10. *Drexler H, Zeiher AM, Meinzer K, Just H.* Correction of endothelial dysfunction in coronary microcirculation of hypercholesterolemic patients by L-arginine. Lancet 338:1546-1550, 1991

11. *Creager MA, Cooke JP, Mendelsohn ME et al:* Impaired vasodilation of forearm resistance vessels in hypercholesterolemic humans. J Clin Invest 86:228-234, 1990

12. *Kuo L, Davis MJ, Cannon MS, et al.* Pathophysiological consequences of atherosclerosis extend into the coronary microcirculation. Restoration of endothelium–dependent responses by L-arginine. Circ Res. 1992;70:465-476

13. *Duffy SJ, Sally MB, Castle SF, et al.* Contribution of vasodilator prostanoids and nitric oxide to resting flow, metabolic vasodilation, and flow-mediated dilation in human coronary circulation. Circulation 1999; 100: 1951-1957.

14. *Zeiher AM, Drexler H, Wollschläger H, Just H.* Endothelial dysfunction of the coronary micorvasculature is associated with impaired coronary blood flow regulation in patients with early atherosclerosis. Circualtion 1991;84:1984-1992.

15. *Quyyumi AA, Dakak N, Andrews NP.* contribution of nitric oxide to metabolic coronary vasodilation in the human heart. Circulation 1995;92:320-6

16. *Hasdai D, Gibbons RJ, Holmes DR et al.* Coronary endothelial dysfunction in humans is associated with myocardial perfusion defects. Circulation 1997;96:3390-3395.

17. *Golino P, psicione F, Willerson JT, et al.* Divergent effects of serotonin on coronary-artery dimensions and blood flow in patients with coronaryx atherosclerosis and control patients. N Engl J Med 1991;324:641-8

18. *Stroes E, Kastelein J, Cosentino F, et al.* Tetrahydrobipterin restores endothelial function in hypercholesterolemia. J Clin Invest 19979:41-6

19. *Oemar BS, Tschudi MR, Godoy N, et al.* Reduced endothelial nitric oxide synthase expression and production in human atherosclerosis. Circulation 1998;97:2494-8

20. *Minor RL, Myers PR, Guerra R jr. et al.* Diet-induced atherosclerosis increases the release of nitrogen oxides from rabbit aorta. J Clin Invest 1990;86:2109-16

21. *Ohara Y, Peterson TE, Harrison DG.* Hypercholesterolemia increases endothelial superoxide anion production. J Clin Invest 1993;91:2546-51

22. Anderson TJ, Meredith IT, Charbonneau F, et al. Endothelium-dependent coronary vasomotion relates to the susceptibility of LDL to oxidation in humans. Circulation 1996;93:1647-1650.

23. *Pohl U, Herlan K, Huang A, et al.* Nitric oxide mediated shear induced dilation opposes myogenic vasoconstriction in small rabbit arteries. Am J Physiol 1991:261:H2016-H2023.

24. *Jones CJH, Kuo L, Davis MJ, et al.* Myogenic and flow-dependent control mechanisms in the coronary microcirculation. Basic Res. Cardiol 1993;88:2-10

25. *DeVita JA, treasure CB, Yeung AC, et al.* patients with evidence of coronary endothelial dysfunction as assessed by acetylcholine infusion demonstrate marked increase in sensitivity to constrictor effects of catecholalmines. Circulation 1992;85:1390-1397

26. *Zeiher AM, Drexler H, Wollschläger H, et al.* Coronary vasomotion in response to sympathetic stimulation

in humans: importance of the functional integrity of the endothelium. J Am Coll Cardiol 1989;14:1181-1190

27. *Gordon JB, Ganz P, nabel EG, et al.* Atherosclerosis influences the vasomotor response of epicardial coronary arteries to exercise. L Clin Invest 1989;83:1946-1952

28. *Yeung AC, Vekshtein VI, Krantz DS, et al.* The effect of atherosclerosis on the vasomotor response of coronary arteries to mental stress. New Engl J Med 1991;325:1551-1556.

29. *Gage JE, Hess OM, Murakamit T et al.* Vasoconstriction of stenotic coronary arteries during dynamic exercise in patients with classic angina pectoris: reversibility by nitroglycerine. Circulation 1986;73:865-876

30. *Huggins GS, Pasternak RC, Alpert NM, et al.* Effects of short term treatment of hyperlipidaemia on coronary vasodilator function and myocardial perfusion in regions having substantial impairment of baseline dilator reverse. Circulation 1998;98:1291-1296

31. *Bache RJ.* Vasodilator reserve. Circulation 1998;98:1257-1260

32. *VanderBerg EK, Schmitz JM, Benedict CR, et al.* Transcardiac serotonin concentration is increased in selected patients with limiting angina and complex coronary lesion morphology. Circulation 1989;79:116-124

33. *Rubanyi GM, Frye RL, Holmes DR et al.* Vasoconstrictor activity of coronary sinums plasma from patients with coronary artery disease. J Am Coll Cardiol 1987;9:1243-1249

34. *Diodati JG, Dakak N, Gilligan DM, et al.* Effect of atherosclerosis on endothelium-dependent inhibition of platelet activation in humans.Circulation 1998;98:17-24

35. *Dupuis J, Tardif JC, Cernacek P, et al:* Cholesterol reduction rapidly improves endothelial function after acute coronary syndromes. Circulation 1999;99:3227-3233.

36. *Langille BL, O`Donnell F.* Reductions in arterial diameter produced by chronic decreases in blood flow are endothelium-dependent.Science 1986;231:405-407

37. *Lerman A, Holmes Jr DR, Bell MR, et al.* Endothelin in coronary endothelial dysfunction and early atherosclerosis in humans. Circulation 1995;92:2426-2431

38. *DeVita JA, Treasure CB, Nabel EG et al.* Coronary vasomotor response to acetylcholine relates to risk factors for coronary artery disease. Circulation 1990;81:491-497

39. *Yasue H, Matsuyama K, Matsuyama K et al.* Responses of angiographically normal human coronary arteries to intracoronary injection of acetylcholine by age and segment. Possible role of early coronary atherosclerosis. Circulation 1990;81:482-490

40. *Zeiher Am, Schächinger V, Hohnloser SH et al.* Coronary atheroslerotic wall thickening and vascular reactivity in humans. Elevated high-density lipoprotein levels ameliorate abnormal vasoconstriction in early atherosclerosis. Circulation 1994;89:2525-2532

41. *Clarkson P, Celermajer DS, Powe AJ et al:* Endothelium-dependent dilatation is impaired in young healty subjects with a family history of premature coronary disease. Circulation 1997;96:3378-3383.

Homozystein und Endothelfunktion

11. Homozystein und Endothelfunktion

11.1. Grundlagen

Es war die Beobachtung von McCully (1969), der bei der Autopsie von Kindern mit einer genetisch bedingten **Hyperhomozysteinämie** eine **schwere Atherosklerose** feststellte, die zum ersten Mal auf die mögliche Bedeutung der Hyperhomozysteinämie für die Pathogenese arterieller Gefäßerkrankungen hinwies (1).

> In der Folge konnte durch eine große Zahl von epidemiologischen Studien gezeigt werden, daß die Hyperhomozysteinämie einen unabhängigen Risikofaktor für atherothrombotische Gefäßerkrankungen darstellt (2-4).

Eine Endotheldysfunktion, die für die Atherogenese bedeutsam sein könnte, konnte erstmals durch Celermajer et al. bei Kindern mit einer homozygoten Homozystinurie, die mit einer ausgeprägten Hyperhomozysteinämie einherging, gezeigt werden (5). Diese Kinder hatten bereits eine deutlich eingeschränkte endothelabhängige Vasodilatation. Auch bei der im Tierexperiment durch Diät induzierten Hyperhomozysteinämie (Affen, die mit Methionin-reicher und Folat-defizienter Diät gefüttert wurden) wurde eine pathologisch eingeschränkte endothelabhängige Vasodilatation beobachtet (6; ☞ Abb. 11.1).

Auch bei erwachsenen Patienten mit einer mäßigen Hyperhomozysteinämie (Plasmaspiegel gegenüber Norm verdoppelt) läßt sich eine substantiell reduzierte fluß-abhängige, endothel-vermittelte Vasodilatation (7) nachweisen, wobei diese Einschränkung der Endothelfunktion bei stärker erhöhten Homozystein-Plasmaspiegeln zuzunehmen scheint (8). Bei gesunden Individuen führt die akut induzierte Hyperhomozysteinämie (nach Applikation von Methionin) zu einer verminderten endothelabhängigen Vasodilatation (9).

Abb. 11.1: Stoffwechsel des Homozysteins. Eine verminderte Aufnahme von Folat, Vitamin B6 und Vitamin B12 wird als eine häufige Ursache der Hyperhomozysteinämie angesehen (3). MTHFR=Methylen-Tetrahydrofolat-Reduktase; Cβ-S=Cystathionin β-Synthase; B12=Vitamin B12; B6=Vitamin B6.

11.2. Pathomechanismen

Die Mechanismen, die zur Endotheldysfunktion bei der Hyperhomozysteinämie beitragen, sind noch nicht endgültig geklärt. Mehrere Befunde weisen aber auf eine entscheidende Rolle einer **vermehrten Bildung von reaktiven Sauerstoffspezies für die Endotheldysfunktion** bei der Hyperhomozysteinämie hin. Reaktive Sauerstoffspezies können unter anderem durch die vermehrte Inaktivierung von Stickstoffmonoxid (NO) zur Beeinträchtigung der Endothelfunktion führen. Die Störung der endothel-abhängigen Vasodilatation ist bei der experimentell-induzierten Hyperhomozysteinämie gesunder Individuen (nach Applikation von Methionin) durch die gleichzeitige Therapie mit dem Antioxidans Vitamin C zu verhindern (10). Dies gilt auch für die Mikrozirkulation: bei der experimentell-induzierten Hyperhomozysteinämie gesunder Individuen zeigt sich eine die Beeinträchtigung der endothel-abhängigen Vasodilatation im Bereich der Mikrozirkulation, welche durch die gleichzeitige Behandlung mit dem Antioxidans Vitamin C reduziert werden kann (11). In vitro kann der zytotoxische Effekt von Homozystein auf Endothelzellen durch die zusätzliche Applikation von Katalase, des antioxidativen Enzymsystems welches Wasserstoffperoxid abbaut, vollständig verhindert werden (12).

Reaktive Sauerstoffspezies, wie

- Superoxid-Anionen (O_2^-) und
- Wasserstoffperoxid (H_2O_2)

können durch die Autooxidation von Homozystein entstehen (4, 13). Weiterhin führen pathophysiologisch relevante Homozystein-Konzentrationen in Endothelzellen *in vitro* zu einer Reduktion der Aktivität und Expression des antioxidativen Enzymsystems Glutathion-Peroxidase, was den Abbau von Wasserstoffperoxid und Lipidperoxiden beeinträchtigt (14). Bei Patienten mit Hyperhomozysteinämie konnten erhöhte Plasmaspiegel eines Indikators der Lipidperoxidation, des F2-Isoprostanes, beobachtet werden (15). Die vermehrte Lipidperoxidation könnte auch durch die gesteigerte Oxidierung von LDL-Cholesterin zur Endotheldysfunktion beitragen.

11.3. **Therapeutische Konsequenzen**

Neben der Therapie mit dem Antioxidans Vitamin C kann auch durch die Behandlung mit Folat eine deutliche Reduktion der Endothelfunktionsstörung bei der experimentell-induzierten Hyperhomozysteinämie gesunder Probanden erreicht werden, wobei die Homozystein-Plasmaspiegel durch Folat erstaunlicherweise nicht beeinflußt wurden (16).

Der akute Effekt von Folat kann somit nicht durch eine Senkung der Homozysteinspiegel erklärt werden. Neben einem möglichen antioxidativen Effekt von Folat könnte eine vermehrte Synthese von Tetrahydrobiopterin, eines wichtigen Kofaktors der endothelialen NO-Synthase, einen möglichen Mechanismus darstellen, der zur Verbesserung der Endothelfunktion durch Folat beiträgt (17).

Über die Bedeutung von Homozystein für die Entwicklung und Progression arterieller Gefäßerkrankungen beim Menschen werden eine Reihe von derzeit laufenden klinischen Studien in Europa und den USA Aufschluß geben, die unter anderem den Stellenwert einer Vitamin-Therapie für die primäre und sekundäre Prävention arterieller Gefäßerkrankungen untersuchen (3, 18,19). Die Verbesserung der Endothelfunktion durch eine solche Behandlung könnte dabei eine wichtige Rolle für den möglichen antiatherosklerotischen Effekt spielen.

Literatur

1. McCully KS. Vascular pathology of homocyst(e)inemia: implications for the development of atherosclerosis. Am J Pathol 1969; 56:111-128

2. Bostom AG, Selhub J. Homocysteine and arteriosclerosis – subclinical and clinical disease associations. Circulation 1999; 99:2361-2363

3. Hankey GJ, Eikelboom JW. Homocystein and vascular disease. Lancet 1999; 354:407-413

4. Welch GN, Loscalzo J. Homocysteine and atherothrombosis. New Engl J Med 1998; 338:1042-1050

5. Celermajer DS, Sorensen K, Ryalls M, Robinson J, Thomas O, Leonard JV, Deanfield JE. Impaired endothelial function occurs in the systemic arteries of children with homozygous homocystinuria but not in their heterozygous parents. J Am Coll Cardiol 1993; 22:854-858

6. Lentz SR, Sobey CG, Piegors DJ, Bhopatkar MY, Faraci FM, Malinow MR, Heistad DD. Vascular dysfunction in monkeys with diet-induced hyperhomocyst(e)inemia. J Clin Invest 1996;98:24-29

7. Tawakol A, Omland T, Gerhard M, Wu JT, Creager MA. Hyperhomocyst(e)inemia is associated with impaired endothelium-dependent vasodilation in humans. Circulation 1997; 95: 1119-1121

8. Woo KS, Chook P, Lolin YI, Cheung ASP, Chan LT, Sun YY, Sanderson JE, Metreweli C, Celermajer DS. Hyperhomocyst(e)inemia is a risk factor for arterial endothelial dysfunction in humans. Circulation 1997; 96:2542-2544

9. Bellamy MF, McDowell IFW, Ramsey MW, Brownlee M, Bones C, Newcombe RG, Lewis MJ. Hyperhomocysteinemia after an oral methionine load acutely impairs endothelial function in healthy adults. Circulation 1998;98:1848-1852

10. Chambers JC, McGregor A, Jean-Marie J, Obeid OA, Kooner JS. Demonstration of rapid onset vascular endothelial dysfunction after hyperhomocysteinemia – an effect reversible with vitamin C therapy. Circulation 1999;99:1156-1160

11. Kanani PM, Sinkey CA, Browning RL, Allaman M, Knapp HR, Haynes WG. Role of oxidant stress in endothelial dysfunction produced by experimental hyperhomocyst(e)inemia in humans. Circulation 1999;100:1161-1168

12. Starkebaum G, Harlan JM. Endothelial cell injury due to copper-catalyzed hydrogen peroxide generation from homocysteine. J Clin Invest 1986; 77: 1370-1376

13. Loscalzo J. The oxidant stress of hyperhomocyst(e)inemia. J Clin Invest 1996; 98: 5-7

14. Upchurch GR Jr, Welch GN, Fabian AJ, Freedman JE, Johnson JL, Keaney JF, Loscalzo J. Homocyst(e)ine decreases bioavailable nitric oxide by a mechanism involving glutathione peroxidase. J Biol Chem 1997;272:17012-17017

15. Voutilainen S, Morrow JD, Roberts LJ, Alfthan G, Alho H, Nyyssonen K, Salonen JT. Enhanced in vivo lipid peroxidation at elevated plasma total homocysteine levels. Arterioscler Thromb Vasc Biol 1999;19:1263-1266

16. Usui M, Matsuoka H, Miyazaki H, Ueda S, Okuda S, Imaizumi T. Endothelial dysfunction by acute hyperhomocyst(e)inaemia: restoration by folic acid. Clin Science 1999;96:235-239

17. Kaufmann S. Some metabolic relationships between biopterin and folate: implications for the "mehyl trap hypothesis". Neurochem Res 1991; 16:1031-1036

18. Clarke R, Collins R. Can dietary supplements with folic acid or vitamin B6 reduce cardiovascular risk? Design of clinical trials to test the homocysteine hypothesis of vascular disease. J Cardiovasc Risk 1998;5:249-255

19. Malinow MR, Bostom AG, Krauss RM. Homocyst(e)ine, diet, and cardiovascular disease: a statement for healthcare professionals from the Nutrition Committee; American Heart Association. Circulation 1999;99:178-182

Syndrom X

12. Syndrom X

12.1. Angina pectoris und normale Koronararterien

Bei ca. 10 % - 20 % der Patienten (abhängig vom Patientengut), bei denen eine Koronarangiographie zur Bewertung ihrer Brustschmerzen durchgeführt wird, werden angiographisch normale Koronararterien beobachtet (*1*). Die Mehrzahl dieser Patienten dürfte atypische Brustschmerzen ohne ST-Veränderungen bei Belastung zu haben. In dieser Untergruppe von Patienten erscheint eine myokardiale Ischämie als Ursache für die Brustschmerzen unwahrscheinlich. Dagegen ist für die Gruppe von Patienten mit typischen Brustschmerzen und belastungsabhängiger ST-Depression eine kardiale Ursache nicht ausgeschlossen.

> Dieses sog. Syndrom X oder ″small vessel disease″ kann als eine koronare mikrovaskuläre Dysfunktion mit Auftreten einer kardialen Ischämie angesehen werden.

Obwohl das Syndrom X von einigen Forschern durch

- Brustschmerzen
- Ischämie mit reduzierter koronarer Flußreserve
- jedoch ohne
  - Depression der Leistung des linken Ventrikels oder
  - eine verringerte Überlebenschance

charakterisiert wird, ist die Definition kontrovers. Basierend auf dem klinischen Spektrum enthält das Syndrom X einige pathophysiologische Krankheitssymptome mit dem **gemeinsamen Merkmal der Angina pectoris bei gesunden Koronararterien**.

> Trotz angiographisch normaler Koronararterien wird angenommen, daß Brustschmerzen und ST-Depressionen bei Belastung bei Patienten mit Syndrom X eine myokardiale Ischämie anzeigen.

Zahlreiche Studien der letzten 2 Jahrzehnte haben dokumentiert, daß ein großer Teil dieser Patienten begrenzte Steigerung des Koronarblutflusses gegenüber stimulierenden Medikamenten oder Stress zeigen (*2*). *Maseri* geht von der Hypothese aus, daß Patienten mit dem Syndrom X eine **ungleichmäßige Verteilung und abnormale Konstriktion der Präarteriolen** aufweisen, die nicht verbunden sind mit metabolischer Flußregulation (*3*). Diese Hypothese könnte das weite Spektrum der klinischen Erscheinungen der Patienten mit Syndrom X erklären. Die Tatsache, daß eine große Zahl von Präarteriolen betroffen ist, kann auch die Erklärung für die reduzierte koronare Flußreserve und myokardiale Ischämie sein, die bei diesen Patienten mit der distalen Abgabe von Adenosin an die konstriktiven Arteriolen verbunden ist. Dies kann dann die Ursache sein für die Angina pectoris-Beschwerden ohne Ischämie und ohne erkennbare Reduktion der totalen koronaren Flußreserve. Vorstellbar ist auch, daß Insulin-Resistenz, nicht identifizierte kardiomyopathische Prozesse oder eine systemische Dysfunktion der glatten Muskulatur sowohl die mikrovaskuläre Funktion als auch die Schmerzwahrnehmung beeinflussen können. Zahlreiche Studien haben Patientengruppen mit mikrovaskulärer Dysfunktion untersucht, wobei die Definition des Patientenguts zwischen den einzelnen Forschern variiert. Eine Reihe von Untersuchungen spricht dafür, daß die endotheliale Dysfunktion der koronaren Mikrozirkulation für den abnormen koronaren Gefäßwiderstand und auch für die myokardiale Ischämie und Angina-pectoris-Beschwerden verantwortlich sein kann. So konnte gezeigt werden, daß die Endothel-abhängige Erweiterung der Koronararterien bei Patienten mit Angina pectoris-ähnlichen Beschwerden und normalen Koronararterien beeinträchtigt ist und diese auch zur veränderten Regulation der myokardialen Perfusion beitragen kann (*4*). Die endotheliale Dysfunktion der koronaren Mikrozirkulation (definiert als Beeinträchtigung der Durchblutung als Reaktion auf Acetylcholin, aber nicht auf Dipyridamol) ist allerdings nur bei einem kleinen Teil der Patienten mit Angina pectoris und unauffälligen Koronararterien nachzuweisen (*5*). Zum Teil ist sowohl die koronare Flußreserve durch Acetylcholin und Dipyridamole beeinträchtigt, was auf eine abnormale glatte Muskulatur hinweist.

Aufgrund einer signifikanten Korrelation zwischen der Veränderung des Koronarwiderstandes durch Acetylcholin und der Veränderung durch atrial pacing wurde deshalb angenommen, daß die mikrovaskuläre Dysfunktion der koronaren Mikrovaskulatur zur reduzierten Koronar-Reserve bei atrial pacing und anginalen Brustschmerzen bei diesen Patienten beiträgt (6). Nichtsdestotrotz zeigten einige Patienten mit Brustschmerzen und normalen Koronararterien einen völlig normalen Abfall des Koronarwiderstandes während der Acetylcholin-Infusion.

Insgesamt scheint es wahrscheinlich, daß eine endotheliale Dysfunktion bei Patienten mit Brustschmerzen und normalen Koronararterien durchaus vorkommen kann, jedoch nur bei einer Untergruppe mit diesem Syndrom. Es ist deshalb wichtig, den Nachweis zu führen, daß die endotheliale Dysfunktion die eigentliche Krankheit ist und nicht die gleichfalls vorhandene Anomalie.

Bei einigen Patienten mit Brustschmerzen und normalen Koronararterien wurden diffuse Vasokonstriktionen sowohl der epikardialen Koronararterien als auch des Koronarwiderstandes beobachtet, z.B. als Antwort auf eine Hyperventilation (7). Bei Patienten mit dem Syndrom X (positive Belastungstests, reversible regionale Anomalie bei Thallium bzw. technetium scan und reduzierter koronarer Flußreserve während cardiac pacing) können durch die Einbeziehung von Patienten mit Brustschmerzen in Ruhe solche Patienten identifiziert werden, die möglicherweise eine Hyperreaktivität der epikardialen Koronararterien aufweisen. Frühere Untersuchungen haben abnormale Reaktionen der Koronarvasomotoren während Belastung bei Patienten mit normalen Koronararterien und reduzierter koronarer Flußreserve gezeigt. Dies deutet vielleicht darauf hin, daß Patienten mit diesem Krankheitsbild eine distale koronare Vasokonstriktion erfahren haben, die durch abnormalen neurohumoralen Tonus hervorgerufen wurde.

Die Beeinträchtigung der endothel-abhängigen Dilatation der epikardialen Koronararterien bei einer kleinen Gruppe von Patienten konnte zur Entwicklung der myokardialen Ischämie und Angina beitragen. So wurde beobachtet, daß Acetylcholin eine dosis-abhängige Vasokonstriktion des RIVA bei Patienten mit typischen Brustschmerzen und normalen Koronararterien auslöst (8). Im Gegensatz dazu führt Acetylcholin zu einer leichten koronaren Vasodilatation bei Patienten mit atypischen Brustschmerzen. Diese Beobachtungen weisen darauf hin, daß die endotheliale Dysfunktion an der Pathogenese dieser Funktionsstörung beteiligt sein kann.

Das Vorkommen von Brustschmerzen bei normalen Koronararterien ist häufiger bei Frauen, insbesondere bei Frauen mit Hysterektomie. Angina pectoris-Symptome können oft gemildert und hyperämische Reaktionen (gemessen im Mittelfinger) durch die **Östrogen-Therapie** vermutlich gesteigert werden. Auf der Grundlage dieser Untersuchungen unterstellen *Sarrel et al.*(9), daß ein **Mangel an Estradiol** pathophysiologische Veränderungen hervorrufen kann, die zu Angina-Symptomen bei Frauen mit der Diagnose des Syndrom X beitragen.

Zweifellos wird durch Östrogen die endotheliale Funktion günstig beeinflußt, obwohl über die grundlegenden Mechanismen noch keine Einigkeit besteht und dies sowohl auf endothelabhängigen als auch auf unabhängigen Mechanismen beruhen dürfte (10).

Die Gabe von pharmakologischen und physiologischen Mengen von Östrogen bei Frauen nach der Menopause erhöht die endothel-abhängige Vasodilatation sowohl der größeren Arterien als auch des mikrovaskulären Gefäßwiderstandes (11, 12). Die begünstigende Wirkung des Östrogens auf die Endothelfunktion hat zu Spekulationen Anlaß gegeben, daß die Bewahrung der Endothelfunktion (Verfügbarkeit von NO) einen vorbeugenden Effekt im Hinblick auf die Entwicklung der Koronar-Krankheit auch bei Frauen vor der Menopause hat. Interessanterweise wurde eine begünstigende Wirkung von Östrogen bei durch Belastung hervorgerufener myokardialer Ischämie bei Frauen mit Koronarer Herzkrankheit beschrieben. Es ist denkbar, daß eine verbesserte Endothelfunktion zur klinischen Verbesserung bei diesen Frauen in der Menopause beigetragen hat, zumal bekannt ist, daß Östrogene die Endothelfunktion im Unterarm und die koronare Durchblutung der Frauen nach der Menopause verbessern.

12.2. **Klinische Relevanz**

Man sollte nicht vergessen, daß Acetylcholin wahrscheinlich lediglich ein diagnostisches Instrument ist und wohl keine eigene pathophysiologische Rolle spielt. *Vrints* et al. unterstellen, daß die Endothelfunktion, festgestellt durch Acetylcholin, zu einer Hemmung des Fluß-abhängigen Dilatation führt oder eine erhöhte Reaktion der Vasokonstriktion nicht länger durch endothel-abhängige Dilatation behindert wird. Diese Vermutung ist wohl nicht generell zutreffend. Obwohl unsere früheren Untersuchungen eine beeinträchtigte Fluß-abhängige Dilatation bei Patienten mit Atherosklerosis gezeigt haben, war die Fluß-abhängige Dilatation nicht vollständig erloschen. Die Fluß-abhängige Dilatation als Reaktion auf maximale Steigerungen beträgt im Durchschnitt 10 - 12 %. Deshalb muß eine leicht beeinträchtigte Fluß-abhängige Dilatation den koronaren Fluß nicht in größerem Umfang begrenzen. Darüber hinaus ist die Fluß-abhängige Dilatation bei Patienten mit Hypercholesterinämie und angiographisch normalen Koronararterien nicht signifikant beeinträchtigt trotz starker Vasokonstriktion als Reaktion auf Acetylcholin. Nicht alle Hypercholesterinämie-Patienten erleiden typische Brustschmerzen bei ACh-induzierter Vasokonstriktion der epikardialen Koronararterie. Hingegen weisen experimentelle Studien darauf hin, daß die Endothel-vermittelte Fluß-abhängige Dilatation eine wichtige Rolle in der koronaren Mikrozirkulation spielt, wo NO die Verteilung des Flusses koordiniert.

Wie aber kann die endotheliale Dysfunktion der koronaren Mikrozirkulation die Pathophysiologie des Syndrom X beeinflussen ?

Die beeinträchtigte Fluß-abhängige Dilatation beeinflußt den Anstieg und eine adäquate Verteilung des Flusses während erhöhter metabolischer Dilatation der kleinen Gefäße. Darüber hinaus rufen Vasokonstriktoren wie z.B. ein erhöhter Level von Katecholaminen, in Abwesenheit von NO eine arterielle Vasokonstriktion hervor.

Während sympathetischer Stimulation mit cold pressure test kommt es bei Patienten mit endothelialer Dysfunktion zu einem erhöhten Koronarwiderstand trotz erhöhter metabolischer Beanspruchung. Im Gegensatz dazu sinkt der Koronarwiderstand, wie erwartet, bei den Kontrollpersonen mit normaler Endothelfunktion der koronaren Mikrozirkulation während des cold pressure test.

Diese Daten stützen die Annahme, daß die Endotheldysfunktion der koronaren Mikrozirkulation tatsächlich zur Pathophysiologie von Patienten mit Angina pectoris und angiographisch normalen Koronararterien beiträgt, hervorgerufen durch eine belastungsabhängige Vasokonstriktion des Gefäßwiderstandes der kleinen Gefäße.

Dennoch erscheint es unwahrscheinlich, daß solch eine Anomalie der Grund ist für die klinischen Symptome aller Patienten mit Syndrom X.

Weil typische Brustschmerzen lediglich in einer Untergruppe unserer Patienten mit Hypercholesterinämie und Endotheldysfunktion der koronaren Mikrozirkulation beobachtet worden waren, könnte es sein, daß die Endotheldysfunktion einher gehen muß mit einer noch unbekannten Abnormität (z.B. abnormaler viszerale Schmerzwahrnehmung), um Angina bei diesen Patienten hervorzurufen (*13*). Die begünstigende Wirkung von Imipramin, eines wirksamen Mittels zur Bekämpfung chronischer Schmerzsymptome, bei Patienten mit Brustschmerz und normalen Koronararterien, unterstützt die Annahme, daß ein unabhängiger viszeraler Schmerz oder abnormale kardiale Schmerzwahrnehmung bei myokardialer Ischämie bei diesen Patienten vorhanden sein mag (*14*).

Trotzdem muß festgehalten werden, daß eine koronare Endotheldysfunktion bei einem Teil dieser Patienten ursächlich an den klinischen Symptomatik beteiligt sein dürfte, zumal die Acetylcholin-bedingte Vasokonstriktion eine signifikante Reduktion der Koronarperfusion in diesem Versorgungsbereich auslösen kann und auch unter Alltagsbedingungen dann im gleichen Gebiet mit PET nachweisbar ist (15). Die unterschiedlichen Ergebnisse der Literatur dürften sich dadurch erklären, daß unterschiedliche Patienten (immer nur kleine Kollektive) untersucht wurden. Das Vorliegen einer endothelialen Dysfunktion bei einem Teil der Patienten mit Syndrom X wird dadurch belegt, daß bei diesen Patienten auch eine reduzierte periphere endothel-abhängige Dilatation beschrieben wurde (*16, 17*). Diese Beobachtungen stützen die These,

Abb. 12.1: Myokardperfusion in verschiedenen Ebenen gemessen mit PET und Adenosin **links vor** und **rechts 5 Monate nach hochdosierter ACE-Hemmer-Therapie mit Quinapril (80 mg)**. Man erkennt, daß nach 5monatiger Therapie große Areale des Myokards nunmehr gelb und zum Teil rot angefärbt sind entsprechend einer nun erheblich verbesserten Myokardperfusion. Insgesamt ist bei diesem Patienten auffällig, daßvor der Therapie doch eine erheblich eingeschränkte Koronarreserve besteht. Im Koronarangiogramm war durch Adenosin nur eine sehr geringgradige flußsteigerung zu erzielen, was auf eine schwerwiegende Mikrozirkulationsstörung hinweist. Dieser Befund hatte sich im Laufe von 5 Monaten mit hochdosierter ACE-Hemmer-Therapie deulich gebessert, und auch die klinische Symptomatik mit erheblicher Angina pectoris bei mäßiger körperlicher Belastung war erheblich rückläufig nach 5monatiger Therapie. Die epikardialen Koronararterien des Patienten zeigten keine Stenosen.

daß zumindest bei einem Teil der Patienten eine systemische Endotheldysfunktion vorliegen dürfte. Auch die Beobachtung, daß eine erhöhte Endothelin-Konzentration bei Syndrom X berichtet wurden, unterstützt die These einer systemischen Endothelschädigung (18), zumal es Interaktionen zwischen Endothelin und NO gibt, dergestalt, daß eine hohe NO-Verfügbarkeit die Expression und Freisetzung von Endothelin hemmt.

Die therapeutischen Konsequenzen aus diesen Erkenntnissen sind zum jetzigen Zeitpunkt noch nicht in kontrollierten Studien untersucht, abgesehen von Frauen in der Menopause, bei denen eine Östrogen-Substitutionstherapie eine sinnvolle Therapieoption darstellt. Wie bereits oben beschrieben, ist das Patientengut insgesamt sehr heterogen, und dies macht kontrollierte Studien schwierig.

> In Anlehnung an die positiven Ergebnisse der ACE-Hemmer bei koronarer Herzkrankheit kann diese Intervention auch bei Syndrom X versucht werden.

Wir haben in einigen wenigen Fällen eine eindrucksvolle Verbesserung (fast Normalisierung) der koronaren Perfusionsreserve in PET und der klinischen Symptome beobachten können unter hochdosierter ACE-Hemmer-Therapie (☞ Abb. 12.1). Der Effekt tritt erst langsam im Verlauf nach 2 - 3 Monaten ein, bei ausbleibendem klinischen Erfolg nach 3 - 4 Monaten ist eine Fortsetzung der ACE-Therapie wenig aussichtsreich. Ansonsten können Ca-Antagonisten vom Typ Verapamil eingesetzt werden, die natürlich unspezifisch, z.T. wohl aber auch endothelabhängig die Mikrozirkulation positiv beeinflussen. Bei Patienten mit erhöhtem LDL-Cholesterin-Plasmaspiegel ist eine stringente Senkung des LDL zu empfehlen (Ziel: LDL > 100mg %) (19).

Literatur

1. Chambers J, Bass C: Chest pain with normal coronary anatomy: A review of natural history and possible etiology factors. Prog Cardiovasc Dis 33:161-184, 1990

2. Cannon RO III: Syndrome X "What`s in a name ?" Circulation 80:1009-1011, 1989

3. Maseri A, Crea F, Kaski JC et al: Mechanisms of angina pectoris in syndrome X. J Am Coll Cardiol17:499-506, 1991

4. Egashira K, Inou T, Hirooka Y et al: Evidence of impaired endothelium-dependent coronary vasodilation in patients with angina pectoris and normal coronary angiograms. N Engl J Med 328:1659-1664, 1993

5. Motz W, Vogt M, Rabenau O et al: Evidence of endothelial dysfunction in coronary resistance vessels in patients with angina pectoris and normal coronary angiograms. Am J Cardiol 68:996-1003, 1991

6. Quyyumi AA, Cannon RO, Panza JA et al: Endothelial dysfunction in patients with chest pain and normal coronary arteries. Circulation 86:1864-1871, 1992

7. Bugiardini R, Pozzati A, Ottani F et al: Vasotonic angina: A spectrum of ischemic syndromes involving functional abnormalities of the epicardial and microvascular coronary circulation. J Am Coll Cardiol 22:417-425, 1993

8. Vrints CJ, Bult H, Hitter E et al: Impaired endothelium-dependent cholinergic coronary vasodilation in patients with angina and normal coronary arteriograms. J Am Coll Cardiol 19:21-31, 1992

9. Sarrel PM, Lindsay D, Rosano GMC et al: Angina and normal coronary arteries in women: Gynecologic findings. Am J Obstet Gynecol 167:467-472, 1992

10. Roque M, Heras M, Roig E et al: Short-term effects of transdermal estrogen replacement therapy on coronary vascular reactivity in postmenopausal women with angina pectoris and normal results on coronary angiograms. J Am Coll Cardiol 31(1):139-43, 1998

11. Reis SE, Gloth ST, Blumenthal RS et al: Ethinyl estradiol acutely attenuates abnormal coronary vasomotor responses to acetylcholine in postmenopausal woman. Circulation 89:52-60, 1994

12. Gilligan DM, Quyyumi AA, Cannon RO III: Effects of physiological levels of estrogen on coronary vasomotor function in postmenopausal woman. Circulation 89:2545-2551, 1994

13. Chauhan A, Mullins PA, Thuraisingham SI et al: Abnormal cardiac pain perception in syndrome X. J Am Coll Cardiol 24:329-335, 1994

14. Cannon RO III, Quyyumi AA, Mincemoyer R et al: Imipramine in patients with chest pain despite normal coronary angiograms. N Engl J Med 330:1411-1417, 1994

15. Lerman A, Burnett JC Jr., Higano ST, McKinley LJ, Holmes DR Jr: Long-term L-arginine supplementation improves small-vessel coronary endothelial function in humans. Circulation 97(21):2123-8, 1998

16. Lekakis JP, Papmichael CM, Vemmos CN et al: Peripheral vascular endothelial dysfunction in patients with angina pectoris and normal coronary arteriograms. J Am Coll Cardiol 31(3):541-6, 1998

17. Bellamy MF, Goodfellow J, Tweddel AC et al: Syndrome X and endothelial dysfunction. Cardiovasc Res 40(2):410-7, 1998

18. Cox ID, Botker HE, Bagger JP et al: Elevated endothelin concentrations are associated with reduced coronary vasomotor responses in patients with chest pain and normal coronary arteriograms. J Am Coll Cardiol 34(2):455-460, 1999

19. Mansur AP, Serrano CV Jr., Nicolau JC, Cesar LA, Ramires JA: Effects of cholesterol lowering treatment on positive exercise tests in patients with hypercholesterolaemia and normal coronary angiograms. Heart 1999;82:689-93

Chronische Herzinsuffizienz

13. Chronische Herzinsuffizienz

13.1. Grundlagen

Kennzeichnend für Patienten mit chronischer Herzinsuffizienz sind u.a. eine periphere Vasokonstriktion und eine reduzierte vasodilatorische Reaktion der peripheren Widerstandsgefäße bei Belastung, verbunden mit einer verminderten körperlichen Belastbarkeit. Diese reduzierte periphere Vasodilatation wurde in den 70er und 80er Jahren auf kompensatorische Mechanismen und neurohumorale Faktoren zurückgeführt. Da das Endothel eine wichtige Rolle bei der Regulation des Gefäßtonus spielt, war es naheliegend zu prüfen, ob und inwieweit eine gestörte Endothelfunktion bei chronischer Herzinsuffizienz vorliegt und möglicherweise zur peripheren Vasokonstriktion beiträgt.

Das Endothel setzt NO frei als Reaktion auf eine Reihe von **Stimulantien** einschließlich erhöhter Scherkraft durch erhöhten Blutfluß (*1, 2*) oder Rezeptor Stimulation (*3, 4*) wie z.B. Muskarin- oder Bradykinin-B2-Rezeptoren. NO stimuliert die Guanylat-Zyklase zur Bildung des zyklischen Guanosin-Monophosphat (cGMP). Unter der Annahme, daß eine herabgesetzte Vasodilatator-Reaktion auf Acetylcholin eine endotheliale Dysfunktion widerspiegelt (*4, 5*), wurden Nachweise für eine beeinträchtigte endothel-abhängige Vasodilatation in der Mikrozirkulation des Myokards (*6*), im Bein (*7*) und im Unterarm (*8, 9, 10, 11*) bei Patienten mit chronischer Herzinsuffizienz gefunden (☞ Abb. 13.1).

Abb. 13.1: Unterarm-Blutfluß nach ansteigenden Dosen von Acetylcholin (Ach) und Nitroglycerin (NTG; Infusion in die A. brachialis) bei Kontrollpersonen und Patienten mit schwerer Herzinsuffizienz.

> Diese Daten belegten die Annahme, daß die Beeinträchtigung der endothel-abhängigen NO-vermittelten Vasodilatator-Funktion ein generelles Phänomen bei Patienten mit chronischer Herzinsuffizienz darstellt.

Die herabgesetzte periphere Vasodilatator-Kapazität dürfte für die reduzierte Gewebe-Perfusion bei physischer Belastung eine Rolle spielen. Die Störung der mikrovaskulären Dilatation im koronaren Kreislauf könnte zur Entwicklung von myokardialer Ischämie und konsekutiver Schädigung des Myokards bei der chronischen Herzinsuffizienz beitragen.

Die o.g. Studien untersuchten zwar die endothel-abhängige Vasodilation nach Stimulation, ließen jedoch die Bedeutung von NO bei der Aufrechterhaltung des basalen vaskulären Tonus außer acht. Die regionale Infusion von N-monomethyl-L-Arginin (L-NMMA), einem selektiven Hemmer der NO-Synthese (NOS), kann benutzt werden, um die Bedeutung des endothel-abgeleiteten NO für die Regulation des basalen Gefäßtonus zu erfassen (12). Mit Hilfe von Infusionen von L-NMMA in die Armarterien wurde gezeigt, daß die Widerstandsgefäße von Patienten mit schwerer chronischer Herzinsuffizienz eine verstärkte Vasokonstriktion auf L-NMMA haben. Daraus wurde gefolgert, daß - im Gegensatz zu der stimulierten NO-abhängigen Vasodilatation - der Anteil des NO am basalen Tonus in den Widerstandsgefäßen des Unterarms von Patienten mit ernster chronischer Herzinsuffizienz erhalten oder ev. sogar erhöht sein kann (10). Dementsprechend finden sich im peripheren Blut erhöhte Konzentrationen von Nitrat, einem Produkt des NO-Metabolismus, im Blut (bei Herzinsuffizienz nachgewiesen) (13, 14). Allerdings scheint diese erhöhte NO-Produktion stadienabhängig zu sein, da sie bei leichteren Stadien der Herzinsuffizienz nicht beobachtet wurde. Vielmehr wurde bei mittelgradiger Herzinsuffizienz eine verminderte basale NO-Freisetzung in peripheren Widerstandsgefäßen beobachtet (15). Auch in der Koronarzirkulation scheint die basale Freisetzung von NO bei kompensierter Hypertrophie und mäßiggradiger Herzinsuffizienz vermindert zu sein (16, 17).

Nicht nur die peripheren Widerstandsgefäße, sondern auch die Leitungsgefäße zeigen bei Herzinsuffizienz eine verminderte endothel-vermittelte Vasodilatation, genauer gesagt eine verminderte NO-Verfügbarkeit nach Blutflußsteigerung. Es konnte gezeigt werden, daß die Fluß-abhängige Vasodilatation der radialen Arterien bei Patienten mit chronischer Herzinsuffizienz signifikant verringert wurde (2, ☞ Abb. 13.2).

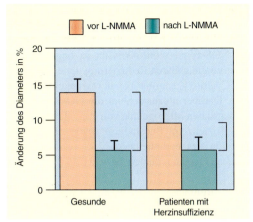

Abb. 13.2: Änderung des Diameters während der reaktiven Hyperämie nach 8 min Unterarm-Okklusion (flußabhängige Dilatation) bei gesunden Individuen und Patienten mit chronischer Herzinsuffizienz vor und nach L-NMMA (Hemmung der NO-Synthese und -Freisetzung). Der durch L-NMMA hemmbare Anteil der flußabhängige Dilatation ist bei Herzinsuffizienz erheblich verringert (☞ eckige Klammern).

Die Beeinträchtigung ist bei Patienten mit dilatierter oder ischämischer Kardiomyopathie vergleichbar groß. Dabei ist die basale Freisetzung von NO an Leitungsgefäßen nicht verändert. Da die peripheren Leitungsgefäße mehr sind als nur passive Leitungsgefäße, ist es denkbar, daß diese Beeinträchtigung der Fluß-vermittelten Vasodilatation bei Belastung auch zu einer gesteigerten Behinderung der linksventrikulären Auswurffraktion führen kann.

13.2. Mechanismen der endothelialen Dysfunktion bei Herzinsuffizienz

Die endotheliale Dysfunktion bei Herzinsuffizienz ist ein fortschreitender, zeitabhängiger Prozess, der wahrscheinlich in den frühen Stadien der Herzinsuffizienz nur eine geringe Rolle spielt. Experimentell konnte gezeigt werden, daß kurz nach Myokardinfarkt die endothel-vermittelte Vasodilatation noch erhalten ist, während nach 4 und 16 Wochen eine reduzierte Vasodilatation auf Acetylcholin eine Abnahme der endothel-vermittelten Dilatation anzeigte (18).

Die reduzierte endothel-abhängige NO-vermittelte Vasodilation auf Acetylcholin kann u.a. auf einer reduzierten Expression und Aktivität der NO-

Synthase beruhen, des Enzyms, das NO aus L-Arginin produziert. Dies konnte zumindest experimentell nachgewiesen werden. Diese Reduzierung der NOS-Expression/-Aktivität ist begleitet von einer vergleichbaren Reduzierung der endothelialen Cyclooxygenase-1 bei herzkranken Hunden (19). Darüber hinaus scheint die NO-Produktion der kardialen Mikrogefäße von Patienten mit Herzinsuffizienz im Endstadium sowie die Genexpression des endothelialen NOS (eNOS) beim kranken Herzen reduziert zu sein (20, 21).

> Diese Befunde sprechen dafür, daß die endotheliale Verfügbarkeit von NO bei Patienten mit chronischer Herzinsuffizienz reduziert ist, möglicherweise durch die reduzierte Genexpression des vaskulären eNOS.

In Übereinstimmung mit dieser Hypothese konnte eine **reduzierte Freisetzung von NO** als Reaktion auf den Rezeptor oder Fluß-stimulierte Bedingungen bei Patienten mit chronischer Herzinsuffizienz festgestellt werden (2, 8, 9, 10).

Die Zytokin-Spiegel, insbesondere der Tumor-Nekrose-Faktor α (TNF-α), sind bei schwerer Herzinsuffizienz erhöht (15) und stellen wahrscheinlich einen weiteren Mechanismus dar, der zu einer beeinträchtigten endothel-vermittelten Vasodilatation führt (22). Experimentelle Nachweise zeigen, daß TNF-α die stimulierte Freisetzung von NO hemmen kann (23) und zusätzlich die Stabilität des eNOS mRNA beeinträchtigen kann, indem es die Halbwertzeit der NOS III mRNA verkürzt. TNF-α erhöht auch die Produktion der Superoxid-Anionen, die wiederum die Halbwertzeit von NO vermindern (24). Das im Plasma erhöhte TNFα könnte auch zur Apoptose von Endothelzellen führen (25).

> Eine Reihe von Beobachtungen spricht somit dafür, daß TNF-α bei Patienten mit schwerer chronischer Herzinsuffizienz zur Endotheldysfunktion führt.

Ein anderer Mechanismus, der eine Rolle bei der Entwicklung der Endotheldysfunktion bei der chronischen Herzinsuffizienz spielt, ist die verstärkte Inaktivierung von NO. Es wurde kürzlich gezeigt, daß die Produktion von freien Sauerstoffradikalen bei chronischer Herzinsuffizienz erhöht

ist (26). Dies ließ vermuten, daß eine verstärkte Degradation von NO durch Radikale zu einer Endotheldysfunktion bei Patienten mit Herzinsuffizienz führt. Beobachtungen aus unserem Labor deuten darauf hin, daß dieser Mechanismus *in vivo* relevant sein kann, denn mit Antioxidantien wie Vitamin C kann die endothel-vermittelte Vasodilatation bei Patienten mit chronischer Herzinsuffizienz durch Erhöhung der NO-Verfügbarkeit annähernd normalisiert werden (27). Die grundlegenden Mechanismen, die zu erhöhter Produktion der freien Sauerstoffradikale bei der chronischen Herzinsuffizienz führen, sind noch nicht vollständig geklärt. Es gibt allerdings den experimentellen Nachweis, daß der Redox-Status der Gefäßwand durch Angiotensin II beeinflusst wird. Dies führt zu einer Erhöhung der Produktion der Superoxid-Anionen in glatten Gefäßmuskelzellen, die durch die Aktivierung des Enzyms NADH/NADPH produziert werden. (28). Als weitere Quellen für eine erhöhte Radikalbildung bei chronischer Herzinsuffizienz kommen u.a. der Kardiomyozyt (29) und Leukozyten in Frage.

Auch eine Aktivierung des Angiotensin-Converting Enzyms (ACE) beeinflußt die endothel-abhängige Vasodilatation. Das ACE ist identisch mit Kinase II, das für die Degradation des endogenen Bradykinin verantwortlich ist. Deshalb würde ein aktiviertes ACE nicht nur Angiotensin II erhöhen, sondern auch die Inaktivierung von Bradykinin verstärken. Bradykinin ist ein gefäßerweiterndes Peptid, das seine gefäßerweiternden Merkmale über die endotheliale Freisetzung von NO (30), Prostazyklin (31) und den hyperpolarisierenden Faktor (EDHF) des Endothels zur Geltung bringt (30).

> Es ist bekannt, daß das Renin-Angiotensin-System bei Herzinsuffizienz aktiviert ist (32). Deshalb könnte die Aktivierung von ACE bei der Herzinsuffizienz mit einer reduzierten Bradykinin-vermittelten Freisetzung von NO, Prostazyklin und EDHF im Endothel verbunden sein.

ACE-Hemmer verbessern die Bradykinin-Verfügbarkeit (33). Darüber hinaus scheint eine spezifische Interaktion der ACE-Hemmer mit dem Bradykinin-Rezeptor zu bestehen (34). Interessanterweise kann der Bradykinin-B2-Rezeptor auch als inverser Rezeptor wirken (*35*). Dies könnte auch eine Rolle spielen bei der Intervention mit ACE-Hemmern. Bei der Benutzung eines spezifischen Bradykinin-Rezeptor-Antagonisten konnten wir kürzlich zeigen, daß diese bei der Regulation des vaskulären Tonus *in vivo* beteiligt sind (*33*) und darüber hinaus die endothel-abhängige Relaxation bei Patienten mit chronischer Herzinsuffizienz verbessern, jedoch nicht vollständig wiederherstellen (*36*) Diese Besserung war eindeutig auf die erhöhte Verfügbarkeit von NO zurückzuführen. Diese Beobachtung deckt sich mit den Ergebnissen experimenteller Studien. Während in diesen Untersuchungen nur die Akutwirkung bezüglich der Bradykinin-abhängigen Wirkungen der ACE-Hemmer auf die Endothelfunktion geprüft wurde, gibt es inzwischen auch Hinweise, daß ACE Hemmer auch bei chronischer Therapie die endothel-abhängige Dilatation verbessern (*37*). Die günstige Wirkung der chronischen ACE-Hemmung auf die endothel-abhängige Vasodilator-Funktion dürfte jedoch auch eine reduzierte Bildung von Superoxid-Anionen durch die NADPH-Oxidase (☞ Abb. 13.3) einschließen (*37*).

Abb. 13.3: Potentielle Mechanismen für die Veränderungen der Endothelfunktion durch das aktivierte Renin-Angiotensin-System.

Deshalb stellt die ACE-Hemmung in Anbetracht der spezifischen Pathophysiologie der Endothelfunktion bei der Herzinsuffizienz (z.B. Aktivierung von ACE, Angiotensin II-reduzierte Radikalformation) ein vielversprechendes Konzept zur Verbesserung der beeinträchtigten endothel-ver-

mittelten Vasodilatation bei der chronischen Herzinsuffizienz dar.

13.3. L-Arginin bei chronischer Herzinsuffizienz

L-Arginin hat keinen oder nur einen geringen Effekt auf endothel-abhängige Dilatation beim Gesunden; dagegen wurde bei Patienten mit Herzinsuffizienz festgestellt, daß z.B. L-Arginin einen erhöhten postischämischen Blutfluß zur Folge hat (*38*). Die Beobachtungen zu L-Arginin bei Patienten mit Herzinsuffizienz sind allerdings uneinheitlich (*11, 39, 40*). In einer Studie verbesserte orale Langzeittherapie mit L-Arginin den funktionalen Status (*39*) und die Lebensqualität, jedoch nicht in einer anderen Untersuchung (*11*). Obwohl der Mechanismus (bzw. die Mechanismen) über die L-Arginin wirkt, letztlich nicht geklärt ist, gibt es experimentelle Hinweise, daß asymmetrisches Dimethyl-L-Arginin (ADMA), ein Inhibitor der NO-Synthase, bei Herzinsuffizienz erhöht ist und durch die zusätzliche Gabe von L-Arginin *überspielt* wird (*40*). Unsere eigenen Beobachtungen deuten darauf hin, daß ADMA-Spiegel nur in einem Teil der herzinsuffizienten Patienten erhöht sind und in Abhängigkeit von der Höhe der Plasma ADMA-Spiegel die Endothelfunktion und körperliche Leistungsfähigkeit vermindert ist (*41*). Diese Beobachtungen sprechen für eine funktionelle Bedeutung von endogener Inhibition der NO-Synthase.

13.4. Abnormalitäten der glatten Muskulatur-Reaktion bei der chronischen Herzinsuffizienz

Neben der beeinträchtigten endothel-abhängigen Reaktion ist auch eine Veränderung der Reaktion der glatten Muskulatur auf NO bei schwerer chronische Herzinsuffizienz beschrieben. NO stimuliert die Guanylat-Zyklase in den VSM-Zellen und der daraus resultierende Anstieg im cGMP führt zur Vasodilatation. Es ist anzunehmen, daß eine verminderte Reaktion dieses Systems auf die NO-Stimulation auch auf die endotheliale Vasodilator-Dysfunktion Auswirkungen hat. In dieser Hinsicht wurde eine reduzierte Vasodilatation auf Nitroglyzerin von (*42*) berichtet. Schließlich stimuliert Acetylcholin auch die Produktion der endot-hel-abgeleiteten vasoaktiven Substanzen, die auf Cyclooxygenase abhängige Faktoren basieren (*43, 44, 45*), inklusive einer pathologischen Produktion der Cyclooxygenase-abhängigen Vasokonstrik-tor-Faktoren.

> Insgesamt scheint die beeinträchtigte endothe-liale Funktion bei der chronischen Herzinsuffi-zienz von vielen Faktoren abhängig zu sein, ein-schließlich
>
> - der reduzierten Expression des eNOS (d.h. sekundär zum reduzierten Fluß und zur Scherkraft)
> - des L-Arginin-Substrat-Verhältnisses
> - des aktivierten Renin-Angiotensin-Systems und
> - einer verstärkten Degradation von NO, her-vorgerufen durch freie Radikal-Moleküle (vgl. Abb. 13.4)

Abb. 13.4: Faktoren, die an der Beeinträchtigung der Endothelfunktion beteiligt sind.

13.5. Wichtige funktionale Implikationen für Patienten mit chronischer Herzinsuffizienz

Da die endotheliale Vasodilation an der Kontrolle der Gewebeperfusion beteiligt sein dürfte, erhebt sich die Frage,

- ob eine beeinträchtigte belastungsinduzierte Freisetzung von NO an der reduzierten aeroben Belastungskapazität bei Patienten mit chroni-scher Herzinsuffizienz beteiligt ist

und, wenn ja,

- ob eine Verbesserung der Endothelfunktion die Belastungskapazität bei chronischer Herzinsuf-fizienz erhöht

Wenn dem so wäre, müßte die Wiederherstellung einer normalen Endothelfunktion ein wichtiges therapeutisches Zielobjekt bei diesen Patienten darstellen.

Die günstigen Wirkungen des physischen Trai-nings bei Patienten mit chronischer Herzinsuffi-zienz sind bekannt und verbunden mit einer ver-besserten endothelialen Vasodilatator-Funktion. Für den günstigen Effekt des Trainings wurden zahlreiche Faktoren verantwortlich gemacht, ein-schließlich

- der Verbesserung der linksventrikulären diasto-lischen Funktion
- der automatischen Balance und
- der ventilatorischen und/oder der Skelettmus-kelfunktionen

Insbesondere die Skelettmuskelatrophie, beein-trächtigter Metabolismus und eine reduzierte Sau-erstoffkapazität scheinen für die reduzierte Bela-stungskapazität bei chronischer Herzinsuffizienz verantwortlich zu sein. Physisches Training för-dert die Kontraktionskraft, den Metabolismus und die Sauerstoffkapazität des Skelettmuskels. Die Kontraktionskraft des Skelettmuskels wird beein-flusst von NO durch die reduzierte Ca^{2+}-Aktivie-rung der Aktinfäden. Dies führt wiederum zu einer verringerten myofibrillären Calcium-Sensibilität (*46*). Die Skelettmuskelfasern enthalten 2 Isofor-men von NOS:

- neuronales NOS und
- endotheliales NOS

Bei chronischer Herzinsuffizienz kommt es zu einer Expression der induzierbaren NOS im Ske-lettmuskel von Patienten mit Herzinsuffizienz (*47*). Deshalb könnte die erhöhte NO-Verfügbar-keit im Skelettmuskel die Kontraktionskraft bei diesen Patienten reduzieren. Zusätzlich könnte das endogene, vom mikrovaskulären Endothel freige-setzte NO eine wichtige Rolle bei der Regelung der zellulären Respiration im Skelettmuskel spielen (*48*). Die Unterdrückung des O_2-Verbrauches im Gewebe als Reaktion auf Bradykinin, das schließ-lich zur Stimulierung der NO-Freisetzung führt, ist im Skelettmuskel bei Herzinsuffizienz vermindert (*48*). Dies deutet auf eine defekte endogene NO-vermittelte Regelung des Gewebe-Sauerstoffverbrauchs im Skelettmuskel nach der Entwicklung einer Herzinsuffizienz hin.

Vieles spricht dafür, daß eine defekte NO-Biosynthese in den Blutgefäßen der Skelettmuskel durch körperliches Training verbessert werden kann. Interessanterweise scheint die Bewahrung der endothelialen Vasodilatator-Funktion durch körperliches Training verbunden zu sein mit einer Linderung der klinischen Manifestation der Herzinsuffizienz (49). Dies deutet darauf hin, daß der günstige Effekt des körperlichen Trainings bei der Herzinsuffizienz teilweise durch endotheliale Mechanismen gesteuert wird.

Die signifikante Beziehung zwischen der Verbesserung der Endothelfunktion und der Belastungskapazität stützt die These, daß eine Verbesserung der Endothelfunktion zur Steigerung der erhöhten Belastungskapazität nach Interventionen wie Training beiträgt.

Literatur

1. *Joannides R, Haefeli WE, Linder L, Richard V, Bakkali EH, Thuillez C, Lüscher TF.* Nitric oxide is responsible for flow-dependent dilatation of human peripheral conduit arteries in vivo. Circulation 1995;91:1314-1319

2. *Hornig B, Maier V, Drexler H.* Physical training improves endothelial function in patients with chronic heart failure. Circulation 1996;88:55-861

3. *Vane JR, Änggard EE, Botting RM.* Regulatory functions of the endothelium. N Engl J Med 1990;323:27-36

4. *Linder L. Kiowski W, Buhler FR, Lüscher TF.* Indirect evidence for release of endothelium-derived relaxing factor in human forearm circulation in vivo. Blunted response in essential hypertension. Circulation 1990;81:1762-1767

5. *Panza JA, Casino PR, Kilcoyne CM, Quyyumi AA.* Role of endothelium-derived nitric oxide in the abnormal endothelium-dependent vascular relaxation of patients with essential hypertension. Circulation 1993;87:1468-1474

6. *Treasure CB, Vita JA, Cox DA, Fish RD, Gordon JB, Colucci WJ, Sutton MG, Selwyn AP, Alexander RW et al.* Endothelium-dependent dilation of the coronary microvasculature is impaired in dilated cardiomyopathy. Circulation 1990;81:772-778

7. *Katz SD, Biasucci L, Sabba C, Strom JA, Jandeau G, Galvao M, Solomon S, Nikolic SD, Forman R, LeJemtel TH.* Impaired endothelium-mediated vasodilation in the peripheral vasculature of patients with congestive heart failure. J Am Coll Cardiol 1992;19:918-925

8. *Kubo SH, Rector TS, Bank AJ, Williams RE, Heifetz SM.* Endothelium-dependent vasodilation is attenuated in patients with heart failure. Circulation 1991;84:1589-1596

9. *Katz SD, Schwarz M, Yuen J, LeJemtel TH.* Role of endothelium-mediated vasodilation in patients with congestive heart failure. Role of endothelium-derived vasodilating and vasoconstricting factors. Circulation 1993;88:55-61

10. *H. Drexler, D. Hayoz, T. Münzel, A.M. Zeiher, B. Hornig, H. Just, H.R. Brunner, R. Zelis* Endothelial function chronic congestive heart failure. Am J Cardiol 1992;69: 1596-1601

11. *Chin-Dusting DJ, Kaye DM, Lefkovits J, Wong J, Bergin P, Jenning GL.* Dietary supplementation with L-arginine fails to restore endothelial function in forearm arteries of patients with severe heart failure. J Am Coll Cardiol 1996;27:1207-1213

12. *Vallance P, Collier J, Moncada S.* Effects of endothelium-derived nitric oxide on peripheral arteriolar tone in man. Lancet 1989;997-1000

13. *Winlaw DS, Smythe GA, Keogh AM, Schyvens CG, Spratt PM, Macdonald PS.* Increased nitric oxide production in heart failure. Lancet 344:373-374, 1994

14. *Habib F, Dutka D, Crossman D, Oakley CM, Cleland JG.* Enhanced basal nitric oxide production in heart failure: another failed counter-regulatory vasodilator mechanism? Lancet 1994;344:371-373

15. *Katz SD, Rao R, Berman JW, Schwarz M, Demopoulos L, Bijou R, LeJemtel TH.* Pathophsiological correlates of increased serum tumor necrosis factor in patients with chronic heart failure. Relation to nitric oxide dependent vasodilation in the forearm circulation. Circulation 1994;90:12-16

16. *H. Drexler, E. Hablawetz, W. Lu, U. Riede, A. Christes.* Effect of inhibition of nitric oxide formation on regional blood flow in experimental heart failure. Circulation 1992;86:255-262

17. *Mohri M, Egashira K, Tagawa T, Kuga T, Tagawa H, Harasawa Y, Shikohawa H, Takeshita A.* Basal release of nitric oxide is decreased in the coronary circulation in patients with heart failure. Hypertension 1997;30:50-6

18. *Teerlink JR, Clozel M, Fischli W, Clozel JP.* Temporal evolution of endothelial dysfunction in a rat model of chronic heart failure. J Am Coll Cardiol 1993;22:615-620

19. *Smith CJ, Sun D, Hoegler C,Roth BS, Zhang X, Zhao G, Xu XB, Kobari Y, Pritchard K Jr, Sessa WC, Hintze TH.* Reduced gene expression of vascular endothelial NO synthase and cyclooxygenase-1 in heart failure. Circ Res 1996;78:58-64

20. *Drexler H, Kastner S, Strobel A, Studer R, Brodde OE, Hasenfuss G.* Expression, activity and functional significance of inducible nitric oxide synthase in the failing human heart. J Am Coll Cardiol 1998;32(4):955-63

21. *Kichuk MR, Seyedi N, Zhang X, Marboe CC, Michler RE, Addonizio LJ, Koley G, Nasjletti A, Hintze TH.* Regulation of nitric oxide production in human coronary microvessels and the contribution of local kinin formation. Circulation 1996;94:44-51

22. *Aoki N, Siegfried M, Lefer AM.* Anti-EDRF effect of tumor necrosis factor in isolated, perfused cat carotid arteries. Am J Physuíol 256(suppl): H1509-H1512, 1989

23. *Yoshimuzi M, Perella MA, Burnett JC, Lee ME.* Tumor necrosis factor down regulates an endothelial nitric oxide synthase mRNA by shortening its half-life. Circ Res 1993;73:205-209

24. *Matsubara T, Ziff M.* Increased superoxide anion release from human endothelial cells in response to cytokines. J Immunol 1986;137:3295-8

25. *Agnoletti L, Curello S, Bachetti T, Malacarne F, Gaia G, Comini L, Volterrano M, Banetti P, Parinello G, Cadei M, Grigolato PG, ferrari R.* Serum from patients with severe heart failure downregulates eNOS and is proapoptotic: role of tumor necrosis factor-alpha. Circulation 1999;100:1983-91

26. *Belch JJF, Bridges AB, Scott N, Chopra M.* Oxygen free radicals and congestive heart failure. Br Heart J 65:245-248, 1991

27. *Hornig B, Arakawa N, Kohler C, Drexler H.* Vitamin C improves endothelial function of conduit arteries in patients with chronic heart failure. Circulation 1998;97(4):363-8

28. *Griendling KK, Minieri CA, Ollerenshaw JD, Alexander RW.* Angiotensin II stimulates NADH and NADPH oxidase activity in cultured vascular smooth muscle cells. Circ Res 1994;74:1141-8

29. *Ide T, Tsutsui H, Kinugawa S,Utsumi H, Kang D, Hattori N, Uchida K, Arimura KI, Egashira K, Takeshita A.* Mitochondrial electron transport complex I is a potential source of oxygen free radicals in the failing myocardium. Circ Res 1999;85:327-63

30. *O`Kane KPJ, Webb DJ, Collier JG, et al.* Local L-N-mono-methyl-arginine attenuates the vasodilator action of bradykinin in the human forearm. Br J Clin Pharmacol 38:311-315, 1994

31. *Studer R, Reinecke H, Müller B, Holtz J, Just H, Drexler H.* Increased angiotensin-I converting enzyme gene expression in the failing human heart. J Clin Invest 1994;94:301-310

32. *Groves P, Kurz S, Just H, Drexler H.* Role of endogenous bradykinin in human coronary vasomotor control. Circulation 92:3424-3430, 1995

33. *Benzing T, Fleming I, Blaukat A, Vallance PJ.* Angiotensin-converting enzyme inhibitor ramiprilat interferes with the sequestrations of the B2 kinin receptor wituin the plasma membrane of native endothelial cells. Circulation 1999;99:2034-40

34. *Leeb-Lundberg LM, Mathis SA, Herzig MCS.* Antagonists of bradykinin that stabilze a G-protein uncoupled sate of the B2 receptor act as inverse agonists in rat myometrial cells. J Biol Chem 1994;269:25970-3

35. *Hornig B, Kohler C, Drexler H:* Role of bradykinin in mediating vascular effects of ACE-inhibitors in in humans. Circulation 1997;95: 1115-8

36. *Landmesser U, Drexler H, Hornig B.* Effect of ACE-inhibition and Angiotensin II-type 1-receptor-blockade on vascular extracellular superoxide dismutase activity in patients with coronary artery disease; implications for the bioavailability of nitric oxide. Circulation 1999;100,I756 (Suppl.)

37. *Hirooka Y, Egashira K, Imaizumi T, Tagawa T, Kai H, Sugimachi M, Takeshita A.* Effects of L-arginine on impaired acetylcholine-induced and ischemic vasodilation of the forearm in patients with heart failure. Circulation 1994;90:658-68

38. *Rector TS, Bank AJ, Mullen KA, Tschumpulin LK, Sih R, Pillai K, Kubo SH.* Randomized, double-blind, placebo-controlled study of supplemental oral L-arginine in patients with heart failure [see comments]. Circulation 1996;93:2135-41

39. *Feng Q, Lu X, Fortin AJ, Pettersson A, Hedner T, Kline RL, Arnold JM.* Elevation of an endogenous inhibitor of nitric oxide in experimental congestive heart failure. Cardiovasc Res 1998;37: 667-675

40. *Hornig B, Arakawa N, Böger, R et al.* Plasma-levels of ADMA are increased and inversely related to endothelium-mediated vasodilation in patients with chronic heart failure; a new predictor of endothelial dysfunction, Circulation 1998;98(Suppl)I318

41. *Zelis R, Mason DT, Braunwald E.* A comparison of the effects of vasodilator stimuli on peripheral resistance vessels in normal subjects and in patients with congestive heart failure. J Clin Invest 1968;47:960-70

42. *Mombouli JV, Illiano S, Nagao T, Scott-Burdon T, Vanhoutte PM.* Potentiation of endothelium-dependent relaxations to bradykinin by angiotensin-I converting enzyme inhibitors in canine coronary arteries involve both endothelium-derived relaxing and hyperpolarizing factors. Circ Res 1992;1:137-144

43. *Katusic ZS, Shepherd JT, Vanhoutte PM.* Endothelium-dependent contractions to calcium ionophore A23187, arachidonic acid, and acetylcholine in canine basilar arteries. Stroke 1998;19:476-9

44. *Kaiser L, Spickard RC, Olivier NB.* Heart failure depresses endothelium-dependent responses in canine femoral artery. Am J Physiol 1989;256:H962-7

45. *Andrade FH, Reid MB, Allen DG, Westerblad H:* Effect of nitric oxide on single skeletal muscle fibres from the mouse. J Physiol 1998;509:577-86

46. *Barrow SE, Dollerey CT, Heavey DJ, Hickling NE, Ritter JM, vial J.* Effect of vasoactive peptides on prostacyclin synthesis in man. Br J Pharmacol 1986;87:243-7

47. *Riede UN, Förstermann U, Drexler H, Freudenberg-Plessow B:* Inducible nitric oxide synthase in skeletal muscle of patients with chronic heart failure. J Am Coll Cardiol 1998;32:964-9

48. *Shen W, Hintze TH Wolin MS:* Nitric oxide: an important signaling mechanism between vascular endothelium and parenchymal cells in the regulation of oxygen consumption.
Circulation 1995;92:1086-95

49. *Wang J, Yi GH, Knecht M, Cai BL, Poposkis S, Packer M, Burkhoff D.* Physical training alters the pathogenesis of pacing-induced heart failure through endothelium-mediated mechanisms in awake dogs. Circulation 1997;96:2683-92

Therapie der endothelialen Vasodilatatoren-Dysfunktion

14. Therapie der endothelialen Vasodilatatoren-Dysfunktion

Etablierte Therapieprinzipien bei kardiovaskulären Erkrankungen zielen darauf ab,

- durch Vasodilatation mit Medikamenten (u.a. Nitrate, Ca-Antagonisten) die Gefäße zu erweitern und damit die Perfusion zu verbessern bzw. zur systemischen Entlastung beizutragen
- Plättchenaggregation und Thrombose zu inhibieren (z.B. Aspirin, Heparin, Marcumar
- neurohumorale Faktoren zu beeinflussen (wie z.B. durch β-Blocker) oder
- Gefäßstenosen
  - zu beseitigen wie durch Ballondilatation von Koronarstenosen oder
  - zu umgehen mit einer Bypass-Operationen

Wenn jedoch akzeptiert wird, daß das Endothel umfangreiche protektive Wirkungen entfaltet und u.a. eine wichtige Rolle bei Entstehung von Arteriosklerose und bei Organperfusion wie Organfunktionen spielt, ist die Erhaltung bzw. Wiederherstellung einer normalen Endothelfunktion ein attraktives Therapieziel.

So dürfte die **Stärkung endogener protektiver Systeme** wie das L-Arginin/NO-System langfristig dem Versuch des Ersatzes von NO z.B. durch NO-Donatoren weit überlegen sein (☞ unten). Es hat sich gezeigt, daß der Verbesserung der endothelialen NO-Verfügbarkeit eine besondere Rolle zukommt, zumal NO viele fundamentale, protektive kardiovaskuläre Wirkungen entfaltet und somit auch indirekt unter Einbeziehung von eine Reihe von Mechanismen die vaskuläre Homöostase aufrecht erhält. Neben der Vermittlung der endothelabhängigen Vasodilatation wird durch NO die Adhäsion von Leukozyten, Plättchenaggregation, Expression von Endothelin oder vaskuläre Wachstumsprozesse bzw. Inflammation gehemmt.

Wenn hier die Besprechung der Interventionen zur NO-abhängigen Vasodilatation im Vordergrund steht, so in erster Linie deshalb, weil dies am Patienten am besten untersuchbar ist und die umfangreichsten Beobachtungen vorliegen.

In den vergangenen Jahren haben eine Reihe von Studien demonstrieren können, daß eine gestörte Endothelfunktion keine irreversible Schädigung der Gefäßfunktion darstellt, sondern daß verschiedene Interventionen die Endothelfunktion akut bzw. nach chronischer Therapie verbessern können (☞ Tab. 14.1).

Verbesserung der Endothelfunktion
• Körperliches Training
• Antioxidantien
- Vitamin C
- Probucol
• ACE-Hemmer
• AT$_1$-Rezeptor-Antagonisten
• Senkung des Serumcholesterins, insbesondere durch Statine
• L-Arginin
• Tetrahydrobiopterin
• Folsäure?
• Ca-Antagonisten?
• Östrogene
• Lipidsenkung

Tab. 14.1: Therapeutische Konzepte zur Verbesserung der Endothelfunktion.

Eine normale Endothelfunktion ist entscheidend für die Regulation des Gefäßtonus und verhindert pathologische Proliferationsprozesse in der Gefäßwand. Umgekehrt führt eine gestörte Endothelfunktion (= *endotheliale Dysfunktion*) zu einer Einschränkung des Vasodilatationsvermögens der Gefäße und ist am Entstehen pathologischer Umbauprozesse der Gefäßwand (= *Remodeling*) (1) im Rahmen der Atherosklerose beteiligt.

Entscheidende Ursache der endothelialen Dysfunktion ist eine gestörte Balance zwischen Bildung von Stickstoffmonoxid (NO) und Sauerstoffradikal vermittelter Inaktivierung von NO (☞ Abb. 14.1).

Abb. 14.1: Pathomechanismus der gestörten Balance zwischen Bildung von Stickstoffmonoxid (NO) und Sauerstoffradikal vermittelter Inaktivierung von NO.

Therapeutische Ansätze lassen sich somit in zwei grundsätzliche Prinzipien unterteilen

- entweder wird eine Steigerung der NO-Synthese erreicht, oder

- es wird die Inaktivierung von NO durch Radikale reduziert

Da vorläufige Ergebnisse darauf hinweisen, daß eine gestörte Endothelfunktion prognostische Bedeutung haben könnte (vergl. Kapitel 5.), haben Strategien, die zu einer Verbesserung der Endothelfunktion führen, auch das Potential, die Prognose der Patienten durch Beeinflussung der Grunderkrankung Atherosklerose günstig zu beeinflussen.

Diese Einschätzung wird durch aktuelle Interventionsstudien mit Statinen (2,3,4) und ACE-Hemmern (5) nachdrücklich unterstützt. In diesen Studien kommt es bereits nach etwa 6-12 Monaten Therapie zu einer **signifikanten Reduktion kardiovaskulärer Ereignisse**. Innerhalb dieses Zeitraums ist eine nennenswerte Regression atherosklerotischer Läsionen nicht anzunehmen, eine Verbesserung der Endothelfunktion kann in dieser Zeit jedoch definitiv erreicht werden (z.B. TREND-Studie, 6). Es wird daher vermutet, daß der frühe Effekt von Statinen und ACE-Hemmer auf die kardiovaskuläre Mortalität u.a. auch durch eine verbesserte Endothelfunktion bedingt ist (☞ unten).

14.1. Lipidsenkung

Tierexperimentelle Arbeiten konnten bereits 1987 nachweisen, daß der Wechsel auf eine cholesterin- arme Diät die gestörte Endothelfunktion von Affen verbessert, die bis dahin mit einer cholesterinreichen Diät ernährt wurden (7). Die Verbesserung der Endothelfunktion ging der Regression der Atherosklerose dabei voraus (8).

Das bedeutet, daß eine Schädigung der Endothelfunktion durch Cholesterin reversibel ist, sofern die ursächliche "Noxe" Hypercholesterinämie beseitigt wird.

Es lag somit nahe, auch beim Menschen zu prüfen, ob die Endothelfunktion mittels Lipidsenkung verbessert werden kann, um so auch beim Menschen die Progression der Atherosklerose zu verhindern. Verschiedene Studien haben deswegen die Wirkung einer mehrmonatigen Therapie mit Lipidsenkern auf die Endothelfunktion untersucht. Leung et al (9) waren die ersten, die 1993 bei Patienten mit Hypercholesterinämie in einer prospektiven randomisierten Studie nachweisen konnten, daß eine 6-monatige Therapie aus cholesterinarmer Diät plus Colestyramin nicht nur zu einer **Reduktion der Cholesterin-Plasmakonzentration** um 30 % führt, sondern darüber hinaus die **endothelabhängige Vasomotion im Bereich der Herzkranzarterien erheblich verbessert**. Während die intrakoronare Infusion von Acetylcholin vor Therapie zu einer ausgeprägten Vasokonstriktion der epikardialen Herzkranzarterien führte, kam es bei der Kontrolluntersuchung nach Therapie zu einer moderaten Vasodilatation (9). Die vasodilatierende Wirkung von intrakoronar appliziertem Nitroglyzerin war vor und nach Therapie ähnlich. Somit konnte demonstriert werden, daß die gewählte Therapie spezifisch die Endothelfunktion verbessert und nicht durch eine Funktionsverbesserung des glatten Gefäßmuskels erklärt werden kann. Darüber hinaus konnten Egashira et al. 1994 zeigen, daß die 6-monatige Therapie mit einem Statin nicht nur zu einer deutlichen Verbesserung der Endothelfunktion im Bereich der großen epikardialen Herzkranzarterien führt, sondern zusätzlich die Vasomotion im Bereich der koronaren Widerstandsgefäße günstig beeinflußt, die letztlich die Myokardperfusion regulieren (10). So kam es nach 6 monatiger Therapie mit 40 mg Lovastatin zu einer deutlichen Minderung der paradoxen Vasokonstriktion nach intrakoronarer Infusion von Acetylcholin (☞ Abb. 14.2).

Abb. 14.2: Wirkung der Statintherapie auf die koronare Endothelfunktion.

Außerdem war der durch Acetylcholin ausgelöste Blutflußanstieg nach Therapie größer als Zeichen eines verbesserten Vasodilatationsvermögen im Bereich der koronaren Widerstandsgefäße. Interessanterweise sprechen Beobachtungen einer kontrollierten Studie dafür, daß die Kombination eines Statins mit dem Antioxidans Probucol die koronare Endothelfunktion nach 6-monatiger Therapie stärker verbessert als die Therapie mit dem Statin allein (11). Dabei fand sich eine Korrelation zwischen Verbesserung der Endothelfunktion und dem Ausmaß der LDL-Oxidation.

> Das könnte bedeuten, daß insbesondere die Kombinationstherapie mit Statin und Antioxidantien ein vielversprechendes Konzept zur Verbesserung der Endothelfunktion bei Patienten mit Hypercholesterinämie darstellt.

Dieses Konzept wird unterstützt durch Arbeiten aus unserer Arbeitsgruppe, die zeigen daß die Therapie mit einem Antioxidans insbesondere bei Rauchern mit Hypercholesterinämie wirkungsvoll ist (12). Das bedeutet, daß insbesondere bei dem Vorliegen einer Hypercholesterinämie in Kombination mit einem Risikofaktor, der zu einer starken Bildung von Sauerstoffradikalen führt, die Kombination von einem Statin mit einem Antioxidans sinnvoll sein kann.

Diese Ergebnisse haben die Frage aufgeworfen, ob und inwieweit ein Patient mit Hypercholesterinämie und koronarer Herzkrankheit von einer Verbesserung der Endothelfunktion profitiert. Es gibt erste klinische Studien, die zeigen, daß die Statin-induzierte Verbesserung der Endothelfunktion von einer Reduktion der Angina-pectoris-

Häufigkeit begleitet wird (11) und zu einer Verbesserung der Myokardperfusion führt. Die Positronen-Emissions-Tomographie (PET) stellt ein modernes Verfahren dar, mit dem es möglich ist, die Myokardvitalität und die Myokardperfusion quantitativ zu bestimmen. Mit Hilfe dieser Methode konnten Gould et al. nachweisen, daß bereits eine 3-monatige Therapie mit Statinen zu einer deutlichen Verbesserung der Myokardperfusion bei Patienten mit Hypercholesterinämie führt (13). Daß hierfür funktionelle Veränderungen verantwortlich sein müssen, wird einerseits durch die kurze Therapiedauer, mit der Veränderungen erreicht wurden, wahrscheinlich, und zum zweiten durch die Tatsache, daß bereits zwei Monate nach Absetzen des Statins bei allen Patienten wieder neu aufgetretene ausgeprägte Perfusionsdefekte nachweisbar waren. Diese Ergebnisse unterstreichen die Relevanz der **endothel-vermittelten Vasomotion für die Myokardperfusion bzw. Myokardperfusionsstörungen**. Eine ähnliche Steigerung der Myokardperfusion wurde auch bei Patienten mit normalem Serumcholesterin beobachtet (14).

Die Charakterisierung der Endothelfunktion im Bereich der Herzkranzarterien ist nur im Rahmen einer Herzkatheteruntersuchung möglich. Als Surrogat bietet sich die Charakterisierung der Endothelfunktion im Bereich peripherer Arterien mittels hochauflösenden Ultraschall an, womit die endothelabhängige Vasomotorik leichter und weniger invasiv zur Verlaufskontrolle unter einer Therapie untersucht werden kann. Unter Verwendung dieser Technik konnte gezeigt werden, daß die Verbesserung der Endothelfunktion durch Statine nicht auf Herzkranzarterien beschränkt ist, sondern ebenso an peripheren Gefäßen wie der A. brachialis nachweisbar ist (15). Darüber hinaus konnten O'Driscoll et al. demonstrieren, daß der günstige Effekt der Statine auf die Endothelfunktion nicht allein durch eine Senkung der Cholesterin-Plasmakonzentration zu erklären ist. Denn nach 4-wöchiger Therapie mit Simvastatin (20 mg/d), begleitet von einer Senkung des Cholesterin um ca. 20 %, kam es zu einer deutlichen Verbesserung der endothel-abhängigen Vasodilatation im Bereich der Unterarmarterien. Nach 3-monatiger Therapie war das Cholesterin nicht weiter gefallen, die endothelabhängige Vasodilatation jedoch nochmals signifikant verbessert (16). Der Effekt von Simvastatin auf die Endothelfunktion war zudem unabhängig vom Ausmaß der Cholesterinsenkung.

> Dies spricht dafür, daß bei einer Langzeit-Therapie weitere Wirkungen der Statine auf die Endothelfunktion zum Tragen kommen wie beispielsweise eine Induktion der endothelialen NO-Synthase (17), also des Enzyms, das NO aus der Aminosäure L-Arginin bildet.

In der Tat konnte in vitro gezeigt werden, daß Statine die Expression der endothelialen NO-Synthase steigern (17). Es ist somit gut vorstellbar, daß Statine die endothelabhängige Vasodilatation u.a. durch Steigerung der Synthese von NO verbessern. Eine weitere Möglichkeit, wie Statine die Endothelfunktion günstig beeinflussen können ist, daß Statine die Angiotensin II-Typ 1-Rezeptor-Expression und -Aktivität senken, was mit einer Abnahme der Angiotensin II-vermittelten Sauerstoffradikalbildung einhergeht (18, 19).

> Das bedeutet, daß Statine unabhängig von ihrer Wirkung auf die Cholesterinbildung die Bioverfügbarkeit von NO einerseits durch Steigerung der NO-Synthese, andererseits durch Reduktion der Bildung von Superoxidanionen verbessern können.

Die Endothelfunktion reagiert sehr empfindlich auf die Cholesterinkonzentration im Plasma, denn nach einer fettreichen Mahlzeit kommt es bei Gesunden zu einer über mehrere Stunden anhaltenden Störung der endothel-abhängigen Vasomotion (20). Umgekehrt kann die gestörte Endothelfunktion bei Patienten mit Hypercholesterinämie durch Lipid-Apharese innerhalb von wenigen Stunden verbessert werden kann (21). Das bedeutet, daß bereits **kurzfristige Änderungen der Cholesterinplasmakonzentration die Endothelfunktion deutlich beeinflussen**. Für Menschen mit einer angeborenen Fettstoffwechselstörung bedeutet das, daß bereits im Jugendlichen- bzw. im jungen Erwachsenenalter eine Störung der Endothelfunktion vorliegen kann (22). Dies wiederum bedeutet, daß eine Einschränkung der Endothelfunktion bei Risikogruppen bereits mehrere Dekaden vor der Manifestation einer Atherosklerose existiert und mit Hilfe nicht-invasiver Methoden nachgewiesen werden kann.

> Zusammenfassend verbessern Lipidsenker, insbesondere Statine die endothelabhängige Vasomotion, begleitet von einer Verbesserung der Myokardperfusion und Reduktion der Myokardischämie (vergl. auch die AVERT-Studie mit Atorvastatin, 23).

In der Langzeittherapie kommt es zu einer Verbesserung der Prognose der behandelten Patienten mit einer frühen Reduktion kardiovaskulärer Ereignisse und einer Senkung der Mortalität (2-4). Zwar kann anhand dieser Interventionsstudien nicht bewiesen werden, daß die Verbesserung der endothelialen NO-Verfügbarkeit an dem günstigen Langzeiteffekt ursächlich beteiligt ist. Der zeitlich rasch eintretende Effekt, experimentelle Beobachtungen und die klinisch funktionellen Daten sprechen jedoch dafür, daß die Wiederherstellung der Endothelfunktion einen wichtigen Mechanismus in diesen Interventions Studien darstellt, zumal umgekehrt die Indizien sich häufen, daß eine Endotheldysfunktion mit einem erhöhten Risiko für kardiovaskuläre Ereignissen einher geht.

14.2. Hemmung des Renin-Angiotensin-Systems

Angiotensin II wird aus Angiotensin I gebildet, indem das Angiotensin-Konversions-Enzym (ACE) eine Aminosäure abspaltet; dieses Enzym spaltet allerdings auch **Bradykinin** und inaktiviert damit dieses Kinin. Eine **gesteigerte ACE-Aktivität** führt daher

- zur vermehrten Bildung von dem Vasokonstriktor Angiotensin II und
- zum Abbau des Vasodilatators Bradykinin, der über die endotheliale Freisetzung von
  - NO
  - EDHF und
  - Prostaglandinen

seine vasodilatatorische Wirkung entfaltet (☞ Abb. 14.3)

Abb. 14.3: Wirkungen von Bradykinin im Gefäßsystem.

Das ACE wird u.a. durch Scherkräfte am Endothel in seiner Expression und Aktivität reguliert, und zwar in inverser Abhängigkeit wie die NO-Synthase, dem Enzym das NO bereitstellt. Die Hemmung von ACE reduziert somit den Vasokonstriktor Angiotensin II und steigert den Vasodilatator Bradykinin und schließlich NO.

> Insofern stellt eine pharmakologische Beeinflussung des Renin-Angiotensin-Systems ein attraktives Konzept zur Verbesserung der Endothelfunktion dar.

Angiotensin spielt u.a. eine wichtige Rolle für die Bildung von Sauerstoffradikalen in der Gefäßwand (24, 25). Denn Angiotensin II aktiviert in der Gefäßwand Enzymsysteme (NADH-/NADPH-Oxidasen), die Superoxidanionen generieren. Superoxidanionen reagieren mit bereits gebildetem Stickstoffmonoxid (NO), um es zu inaktivieren (☞ Abb. 14.1), so daß die Bioverfügbarkeit von NO reduziert wird. Dieser Mechanismus ist an der endothelialen Dysfunktion unter in vivo Bedingungen bei vielen kardiovaskulären Bedingungen beteiligt (26-29).

14.2.1. Inhibitoren des Angiotensin-Konversions-Enzym (ACE-Hemmer)

In großen Mortalitätsstudien wurde Anfang der Neunziger Jahre gezeigt, daß die Behandlung mit einem ACE-Hemmer die Mortalität und Morbidität von Patienten nach Herzinfarkt erheblich verbessert (30-32). Kürzlich konnte zudem mit der HOPE-Studie (5) demonstriert werden, daß die **Langzeittherapie mit einem ACE-Hemmer** die **Prognose** von allen Patienten **verbessert**, bei denen kardiovaskuläre Risikofaktoren vorliegen oder bei denen eine Atherosklerose (periphere AVK, KHK, Karotisstenosen) bereits manifest ist (5). In der HOPE-Studie ist der günstige Effekt des ACE-Hemmers bereits nach 6- bis 12-monatiger Therapie nachweisbar, so daß funktionelle Veränderungen im Bereich der Gefäßwand, u.a. eine **Verbesserung der Endothelfunktion**, als zugrunde liegender Mechanismus in Frage kommen. In der TREND-Studie konnte 1996 nachgewiesen werden, daß eine 6-monatige Therapie mit Quinapril (40 mg/d) die endothelabhängige Vasomotion im Bereich der Herzkranzarterien bei Patienten mit KHK signifikant verbessert (6). Dieser **günstige Effekt des ACE-Hemmers auf die endothelabhängige Vasodilatation** ist nicht auf Herzkranzarterien beschränkt, denn er kann auch an peripheren Gefäßen von Gesunden (29) und Patienten mit gestörter Endothelfunktion nachgewiesen werden (33). Weiterhin ist dieser günstige Effekt des ACE-Hemmers bei einer Langzeit-Therapie an peripheren Gefäßen nachweisbar (11,12). Diese Ergebnisse werfen die Frage auf, durch welche Mechanismen ACE-Hemmer die Endothelfunktion günstig beeinflussen können.

Wie bereits erwähnt, führt eine Hemmung des ACE nicht nur zu einer Reduktion von Angiotensin II, sondern auch zu einem Anstieg endogenen Bradykinins, welches durch Freisetzung von NO, EDHF und Prostazyklin aus dem Endothel vasodilatatorisch wirkt. Daß die Gabe eines ACE-Hemmers beim Menschen tatsächlich zu einem meßbaren Anstieg der Plasma-Kinin-Konzentration führt, konnte erstmalig 1994 von der Arbeitsgruppe von Nussberger nachgewiesen werden (35). Bradykinin ist an der endothel-abhängigen Vasodilatation der Herzkranzarterien beteiligt (36), denn die Gabe eines Bradykinin-Antagonisten Hoe-140 führt zu einer signifikanten Reduktion der flußabhängigen, endothel-vermittelten Vasodilatation der großen epikardialen Koronararterien. ACE-Hemmer mit starker Affinität zum ACE wie Quinaprilat verbessern die endothelabhängige Vasodilatation über einen Bradykinin/B2-Rezeptor- und NO-vermittelten Mechanismus, denn die günstige Wirkung des ACE-Hemmers auf die endothelabhängige Vasodilatation wird vollständig durch einen Bradykinin-Rezeptor-Antagonisten bzw. durch NO-Synthese-Antagonisten gehemmt (29,33). ACE-Hemmer wie Quinapril und Ramipril verbessern sowohl bei Patienten mit koronarer Herzkrankheit als auch mit chronischer Herzinsuffizienz die endothelabhängige Vasodilatation, indem sie die Bioverfügbarkeit von NO um mehr als 100 % steigern (33; ☞ Abb. 14.4).

Abb. 14.4: Flussabhängige Vasodilatation unter Kontrollbedingungen (C1, C2), nach Bradykinin B2-Rezeptor-Antagonist (Icatibant), nach ACE-Hemmer bzw. Kombination von Bradykinin B2-Rezeptor-Antagonist + ACE-Hemmer. Der ACE-Hemmer verbessert die FDD: die gleichzeitige Gabe des Bradykinin Rezeptor-Antagonisten blockiert diesen Effekt vergleichbar mit Icatibant alleine) (Modifiziert nach 42)

Dabei dürfte der Einfluß einzelner ACE-Hemmer auf die Endothel-abhängige Vasodilatation unterschiedlich stark sein, sowohl nach akuter Gabe als auch Langzeittherapie (33,34,37). Inwieweit die Unterschiede zwischen ACE-Hemmern wirklich klinisch relevant ist, kann z.Z. nicht entschieden werden, zumal Enalapril als ein ACE-Hemmer mit zunächst relativ geringer "Endothel-Wirkung" die Mortalität und Morbidität von Patienten mit Herzinsuffizienz günstig beeinflußt (31). Allerdings wurden die kardioprotektiven Wirkungen bezüglich kardiovaskulärer Ereignisse mit einem ACE-Hemmer mit hoher Affinität zum ACE erzielt (5).

Es ist wahrscheinlich, daß ACE-Hemmer langfristig nicht nur durch Anstieg des endogenen Bradykinin die Endothelfunktion verbessern, sondern auch durch Reduktion der Angiotensin-II vermittelten Bildung von Sauerstoffradikalen (24,25).

Dafür sprechen sowohl experimentelle als auch erste klinische (indirekte) Hinweise. Vitamin C führt zu einer erheblichen Verbesserung der endothelabhängigen Vasodilatation, was darauf hindeutet, daß eine Inaktivierung von NO durch Sauerstoffradikale an der gestörten NO-vermittelten Vasodilatation beteiligt ist. Der Vitamin C-Effekt auf die endothelabhängige Vasodilatation läßt sich dagegen nach hochdosierter, mehrwöchiger ACE-Hemmer-Therapie mit Ramipril (10 mg/Tag) kaum noch nachweisbar. Das kann als indirekter Hinweis dafür interpretiert werden, daß die Bildung von Sauerstoffradikalen durch die Therapie mit dem ACE-Hemmer reduziert wird.

Neben einer Verbesserung der endothel-abhängigen Vasomotion haben ACE-Hemmer auch günstige Wirkungen auf andere, wichtige Funktionen des Endothels, u.a. auf die kontinuierliche Regulation der Balance zwischen Fibrinolyse und Thrombose. Diese Funktion des Endothels wird durch Bildung und Sezernierung von Faktoren in die Blutbahn bewirkt, die das Entstehen einer Thrombose initiieren bzw. verhindern können. Hierzu gehören die vom Endothel gebildeten antithrombotisch wirkenden Substanzen wie Plasminogen und Plasminogen-Aktivatoren (t-PA). Schnell wirkende Inhibitoren dieses Systems wie der Plasminogen-Aktivator-Inhibitor (PAI-1) haben antagonistische, d.h. prothrombotische Eigenschaften. Sowohl t-PA als auch PAI-1 werden im Endothel gebildet, in das Plasma sezerniert und sind im zirkulierenden Blut messbar. Experimentell konnte nachgewiesen werden, daß Angiotensin-II in Endothelzellen die Bildung von PAI-1 induziert (38). Die Infusion von Angiotensin II führt zu einem signifikanten Anstieg der PAI-1 Plasmaspiegel (39); d.h. Angiotensin II begünstigt über eine verstärkte Bildung von PAI-1 die Balance in Richtung einer Thrombose. Umgekehrt bewirkt die Infusion von Bradykinin einen Anstieg der Plasmakonzentration von t-PA (40), verschiebt also die Balance in Richtung eines pro-fibrinolytischen Zustandes. ACE-Hemmer nehmen somit nicht nur Einfluß auf

Vasomotion von Gefäßen, sondern auch auf die lokale Bildung von PAI-1 und t-PA und somit auf die Balance von Thrombose und Fibrinolyse (☞ Abb. 14.5).

Abb. 14.5: ACE-Hemmer-Wirkung auf Vasomotion von Gefäßen, auf die lokale Bildung von PAI-1 und t-PA und somit auf die Balance von Thrombose und Fibrinolyse

In der Tat haben Patienten nach Myokardinfarkt, die 14 Tage mit ACE-Hemmer behandelt wurden, niedrigere PAI-1 Plasmaspiegel (41). Gleichzeitig wird durch ACE-Hemmer bei Patienten mit koronarer Herzkrankheit die t-PA Aktivität erhöht (42). Auch AT_1-Rezeptor-Antagonisten senken die PAI-1 Aktivität und erhöhen die t-PA-Aktivität, wobei der Effekt nach 50 mg Losartan etwa dreimal stärker ausgeprägt war als nach 10 mg Enalapril (43). Es ist denkbar, daß diese Wirkung des ACE-Hemmers auf die fibrinolytische Balance an der niedrigeren Re-Infarktrate von Patienten beteiligt ist, die im Anschluß an einen Myokardinfarkt mit einem ACE-Hemmer behandelt wurden (44).

Über die Hemmung des ACE und Reduktion der Sauerstoffradikal-Produktion wird der oxidative Stress vermindert und prinzipiell redox-sensitive zelluläre Wirkungen beeinflußt (☞ Abb. 14.1).

Insgesamt besteht somit kein Zweifel, daß ACE-Hemmer sich günstig auf die Funktion des Endothels auswirken, und vieles spricht dafür, daß der positive Langzeiteffekt der ACE-Hemmer bei Herzinsuffizienz, nach Myokardinfarkt und koronarer Herzkrankheit zum Teil durch die Verbesserung der Endothelfunktion bedingt ist.

14.2.2. Angiotensin II-Typ 1-Rezeptor-Antagonisten

Angiotensin II-Typ 1-Rezeptor-Antagonisten (AT_1-Rezeptor-Antagonisten) sind attraktive, nebenwirkungsarme Substanzen in der Therapie der Hypertonie. Da es bei Patienten mit Atherosklerose zu einer gesteigerten Bildung von Sauerstoffradikalen (und zwar durch eine Angiotensin II-Typ 1-Rezeptor vermittelte Aktivierung von NADH-/NADPH-Oxidasen [24; 25]) kommt, wird vermutet, daß auch AT_1-Antagonisten vaskulär-protektiv wirken, indem sie die Inaktivierung von NO inhibieren und somit die Endothelfunktion verbessern können. Dies ist experimentell gut dokumentiert (45); am Patienten sind erst wenige Untersuchungen bekannt. Die Wirkung dürfte dosisabhängig sein:

- Losartan 50 mg/Tag scheint keine signifikante Wirkung auf die Endothel-vermittelte Vasodilatation auszuüben (34; ☞ Abb. 14.6), während
- 100 mg einen positiven Effekt erzielen, der nicht unterschiedlich ist von ACE-Hemmern (46)

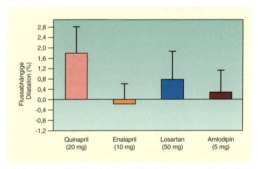

Abb. 14.6: Fluß-abhängige Endothel-vermittelte Vasodilatation der A.brachialis nach mehrwöchiger Behandlung mit verschiedenen vasoaktiven Substanzen (modiziert nach Anderson et al, JACC 2000). Nur Quinapril führte zu einer signifikanten Verbesserung der Fluß-abhängigen Dilatation.

Experimentell konnte gezeigt werden, daß die Therapie mit einem AT_1-Rezeptor-Antagonist die NADH-Oxidase-Aktivität und die Bildung von Superoxidanionen reduziert (18). Weiterhin gibt es Hinweise dafür, daß die Behandlung mit einem AT_1-Rezeptorantagonisten das antioxidative Potential der Gefäßwand erhöht, da eine mehrwöchige Behandlung mit Losartan die Aktivität der extrazellulären Superoxid-Dismutase erhöht, dem wichtigsten antioxidativen Enzymsystem der humanen Gefäßwand (47).

Interessant sind experimentelle Hinweise, daß Angiotensin II den Angiotensin I- Typ 2-Rezeptor stimuliert, wenn der Typ 1-Rezeptor pharmakologisch blockiert wird. Die Stimulation des Angiotensin II-Typ 2-Rezeptors führt offensichtlich zu einer Bradykinin-vermittelten Freisetzung von NO aus dem Endothel (48,49). Dies scheint auch unter in vivo Bedingungen beim Patienten der Fall zu sein (50). Diese Ergebnisse unterstützen somit das Konzept, daß die Therapie mit einem AT_1-Rezeptorantagonisten auch bei Patienten mit KHK über eine Aktivierung der Bradykinin-NO-Achse die Endothelfunktion verbessern.

14.3. Körperliches Training

Die funktionelle Konsequenz einer gestörten Endothelfunktion ist die Unfähigkeit die Freisetzung von NO im Rahmen einer Blutflußsteigerung, wie bei jeder körperlichen Aktivität, zu steigern (51). Dies führt zu einer erheblichen Einschränkung der sogenannten flußabhängigen, endothel-vermittelten Vasodilatation, wie frühere Ergebnisse aus unserem Labor zeigen (52). Umgekehrt konnten experimentelle Arbeiten nachweisen, daß eine chronische Blutflußsteigerung zu einer Zunahme der NO-Freisetzung führt (53, 54), und zwar durch eine Hochregulation der Expression der NO-Synthase (55), dem Enzym, das aus der Aminosäure L-Arginin NO bildet. Weiterhin konnte nachgewiesen werden, daß die Genexpression und Aktivität der endothelialen NO-Synthase Scherkraft-abhängig reguliert wird (56). Bei einer Blutflußsteigerung kommt es zu einem Anstieg der auf die Endothelzelle wirkenden Scherkraft.

Aus diesem Grund erscheint das Konzept plausibel, daß körperliches Training, das mit intermittierenden Blutflußsteigerungen einher geht, zu einer Verbesserung der Endothelfunktion und Steigerung der NO-Produktion führt (57). Tierexperimentelle (58;59) und klinische Studien (60-62) haben mittlerweile demonstriert, das körperliches Training die gestörte endothelabhängige Vasodilatation bei Patienten mit endothelialer Dysfunktion verbessert.

Dies gilt für Patienten mit

- chronischer Herzinsuffizienz
- Hypertonie und
- Hypercholesterinämie (60-65)

und für

- periphere Leitungs- (60) und
- Widerstandsgefäße (61,62)

Bei Training kleiner Muskelgruppen läßt sich zeigen, daß dieser Trainingseffekt auf die trainierte Extremität begrenzt ist (60). Dabei ist die endothelabhängige Vasodilatation eines peripheren Leitungsgefäßes am dominanten Arm größer als am nicht-dominanten Arm. Der Trainingseffekt ist wenige Wochen nach Beendigung des Trainings wieder verloren. Die Beobachtungen zeigen, daß die Endothelfunktion offensichtlich lokal reguliert wird und durch das Ausmaß der regelmäßigen körperlichen Aktivität entscheidend beeinflußt wird (☞ Abb. 14.7).

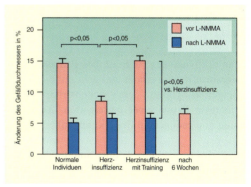

Abb. 14.7: Regelmäßige körperlichen Aktivität und Beeinflussung der Endothelfunktion.

Vieles spricht dafür, daß der **positive Trainingseffekt multifaktoriell** zustande kommt. Die Expression der endothelialen NO-Synthase wird durch lokale Flußbedingungen moduliert wird (55). Bei jeder körperlichen Aktivität kommt es zu einer Steigerung der Durchblutung. Eine Flußsteigerung führt wiederum zu einer Zunahme der auf die Endothelzelle wirkenden Scherkraft, was wiederum die Genexpression der NO-Synthase steigert (56). Hieraus ergibt sich als aktuelles Konzept, daß körperliches Training durch Blutflußsteigerung scherkraftvermittelt zu einer Induktion der NO-Synthase und somit zur gesteigerten Bioverfügbarkeit von NO führt.

Dies läßt sich dann als Verbesserung der NO-vermittelten Vasodilatation in vivo nachweisen. Zusätzlich gibt es jedoch Hinweise dafür, daß auch andere in der Gefäßwand lokalisierten Enzymsysteme durch Scherkraft beeinflußt werden. So konnte experimentell gezeigt werden, daß die Expression der Superoxid-Dismutase (Kupfer-Zink Isoenzym), die in der Gefäßwand Sauerstoffradikale inaktiviert, Scherkraft-abhängig gesteigert werden kann (66). Dies ist insofern von Bedeutung, als nachgewiesen werden konnte, daß oxidativer Stress an der endothelialen Dysfunktion (67,28) und an der reduzierten Bioverfügbarkeit von NO in vivo beteiligt ist (33). Somit erscheint es denkbar, daß körperliches Training auch beim Patienten zu einer stärkeren Aktivität antioxidativer vaskulärer Enzymsysteme führt mit Abfall von Radikalaktivität und vasokonstriktorischen Prostaglandinen, wie es bereits kürzlich tierexperimentell nachgewiesen wurde (68,69). Weiterhin konnte experimentell gezeigt werden, daß eine Zunahme der Scherkraft die Expression und Aktivität des Angiotensin-Konversions-Enzym (ACE) senkt (70).

> Die Aktivität des ACE ist bei Patienten mit Herzinsuffizienz erhöht und geht mit einer gesteigerten Synthese des Vasokonstriktors Angiotensin II und einer gesteigerten Inaktivierung von endogenem Bradykinin einher.

Körperliches Training könnte somit möglicherweise über eine Reduktion der ACE-Aktivität zu einer Abnahme von Angiotensin-II und einer gesteigerten Bioverfügbarkeit von Bradykinin führen. Bradykinin ist ein potenter Vasodilatator, der über Freisetzung von NO zu einer endothel-abhängigen Vasodilatation führt (71). Das bedeutet, daß Training potentiell auch durch Reduktion der

ACE-Aktivität zu einer gesteigerten Bioverfügbarkeit von Bradykinin führen könnte und auch über diesen Mechanismus die Endothelfunktion verbessern könnte.

Zusätzlich zu den bereits erwähnten günstigen Wirkungen von körperlichem Training auf die Endothelfunktion gibt es experimentelle Hinweise dafür, daß Training zu einer Normalisierung der Wandstruktur atherosklerotisch veränderter Arterien führen kann, was mit einer Zunahme des Gefäßinnendurchmessers einher geht (72). Beim Menschen kann körperliches Training unabhängig bzw. zusammen mit einer cholesterinarmen Ernährung zu einer Verbesserung der koronaren Endothelfunktion und Myokardperfusion (73), zu einer Verzögerung der Progression und ggf. sogar zu einer Regression der Koronararteriensklerose führen (74) und u.a. die Beobachtung erklären, daß regelmäßige Bewegung mit einer Reduktion der Mortalität assoziiert ist (75).

14.4. L-Arginin

L-Arginin ist die Aminosäure, aus der die endotheliale NO-Synthase NO bildet. Deshalb wurde schon früh vermutet, daß ein Substratmangel von L-Arginin bei der Entwicklung einer verminderter NO-abhängigen Vasodilatation eine Rolle spielt. Mittlerweile gibt es eine Vielzahl von experimentellen und klinischen Untersuchungen, die, mit wenigen Ausnahmen, einen **positiven Effekt von L-Arginin** beschrieben haben. So konnte nachgewiesen werden, daß die lokale, hochdosierte intraarterielle Infusion von L-Arginin die gestörte endothelabhängige Vasomotion im Bereich der koronaren Mikrozirkulation und im Bereich der großen epikardialen Leitungsgefäße insbesondere bei Patienten mit Hypercholesterinämie verbessern kann (76-79; ☞ Abb. 8.2). Auch die Langzeittherapie mit hochdosierten oralen L-Arginin-Gaben zeigte einen positiven Effekt auf die periphere flußabhängige, Endothel-vermittelte Vasodilatation (82) als auch auf die koronare Mikrozirkulation (81) bzw. auf periphere Perfusion und Metabolismus (82). Auch bei Patienten mit chronischer Herzinsuffizienz wurde bei einigen, jedoch nicht allen Studien, eine Verbesserung der endothel-vermittelten Vasodilatation beobachtet (83-85). Interessanterweise wirkt sich die L-Arginin-

Gabe auch hemmend auf die Adhäsion von Monozyten und Plättchenaggregation aus (86,87).

Trotzdem ist dieses Therapiekonzept noch keineswegs allgemein akzeptiert. Zum einen ist nach wie vor noch nicht sicher geklärt, wie der Effekt von L-Arginin zu erklären ist, da die Plasmakonzentrationen von L-Arginin weitaus höher sind als die Konzentration welche zur maximalen Sättigung der NO-Synthase notwendig sind (88). Diese Phänomen wird das **L-Arginin-Paradox** genannt. Es gibt allerdings experimentelle und klinische Hinweise dafür, daß endogene L-Arginin-Antagonisten wie Asymmetrisches Dimethyl-Arginin (ADMA) die Synthese von NO aus L-Arginin inhibieren können, z.B. bei Hypercholesterinämie (89,90) und chronischer Herzinsuffizienz (91). Ergebnisse aus unserer Arbeitsgruppe zeigen, daß die Höhe der ADMA-Plasmakonzentration invers mit der endothelabhängigen Vasodilatation und der maximalen Leistungsfähigkeit von Patienten mit chronischer Herzinsuffizienz korreliert (46). Das könnte eine Hinweis sein, daß die Endothelfunktion die körperliche Leistungsfähigkeit mit beeinflußt. Diese Vermutung steht in Übereinstimmung mit Beobachtungen, die eine Korrelation zwischen Verbesserung der endothelabhängigen Vasodilatation und Verbesserung der körperlichen Belastbarkeit nach Training zeigen (62). ADMA wird von einem Enzym abgebaut, das offenbar selbst redox-sensitiv ist, so daß oxidativer Stress auch bei den erhöhten ADMA-Spiegeln eine Rolle spielen könnte bzw. L-Arginin Supplementation indirekt antioxidativ wirken könnte. Wenn die ADMA-Plasma-Spiegel um einen Faktor 50-80 unter den L-Arginin-Plasma-Spiegeln liegen, so dürfte intrazellulär dieses Verhältnis zugunsten ADMA verschoben sein, zum einen gibt es Beobachtungen von J. Cooke, daß ADMA bei Hypercholesterinämie intrazellulär erhöht ist, andererseits die intrazelluläre L-Arginin Verfügbarkeit möglicherweise gestört ist (92).

Für die klinische Praxis ist jedoch nachteilig, daß hohe orale Dosen von L-Arginin notwendig sind, um einen Effekt zu erzielen und diese Medikation weder wohlschmeckend ist noch immer gut gastrointestinal verträglich ist. Von allen Interventionen zur Verbesserung der endothel-abhängigen Vasodilatation ist L-Arginin jedoch noch am ehesten als eine selektive Einflußnahme auf die endotheliale NO-Verfügbarkeit anzusehen, wenn auch

andere Mechanismen, über die L-Arginin in vivo wirken kann, nicht auszuschließen sind (wie z.B. die Wirkung auf Freisetzung von Insulin, Glukagon oder Wachstumsfaktor). Dagegen wird durch andere Substanzen und Medikamente wie Statine oder ACE-Hemmer, eine Reihe von anderen Wirkungen erzielt, so daß der Beitrag einer Verbesserung der Endothelfunktion durch diese Interventionen schwierig einzuschätzen ist. Insofern kann durch L-Arginin am ehesten eine Aussage zum spezifischen Effekt einer verbesserten endothelialen NO-Verfügbarkeit auf Organperfusion und Funktion getroffen werden. Dabei zeigen experimentelle Daten mit vaskulären Gentransfer der endothelialen NO-Synthase in vielen Fällen prinzipiell ähnliche Effekte wie die Applikation von L-Arginin, d.h. die Intervention mit L-Arginin kann z.T. mehr als "Proof-of Principle" verstanden werden als praktische klinische Therapieoption.

14.5. Antioxidantien

Oxidativer Stress ist von großer Bedeutung für die gestörte Endothelfunktion bei Patienten mit

- koronarer Herzkrankheit
- Herzinsuffizienz
- Hypertonie
- Hypercholesterinämie
- Diabetes

und bei

- Rauchern

Man geht davon aus, daß eine gesteigerte Inaktivierung von bereits gebildetem NO durch Superoxidanionen an der gestörten endothelabhängigen Vasomotion beteiligt ist, denn die intraarterielle Infusion und die orale Therapie mit dem Antioxidans Vitamin C führt zu einer erheblichen Verbesserung, teilweise sogar Normalisierung einer gestörten endothelabhängigen Vasodilatation.

Positive Ergebnisse mit Vitamin C wurden für Patienten mit koronarer Herzkrankheit, Hypercholesterinämie, Diabetes, Raucher, Herzinsuffizienz und Hypertonie beschrieben und sowohl für periphere Leitung als auch Widerstandsgefäße, aber auch Koronargefäße (26-29, 93-95; ☞ Tab. 14.2).

Gefäßab-schnitte	Patientengut	Autor
Periphere Leitungs-gefäße	koronare Herzkrankheit	Levine
	Fetthaltige Mahlzeit	Plotnick
	Herzinsuffizienz	Hornig
Periphere Wider-standsge-fäße	chronische Raucher	Heitzer
	Diabetes mellitus	Ting
	Hypercholesterinämie	Ting
	Hypertonie	Taddei
Koronare Leitungs-gefäße	Hypertoniker	Solzbach

Tab. 14.2: Verbesserung der Endotheldysfunktion durch Vitamin C.

Dieser Effekt ist bei bislang allerdings erst kleinen Patientengruppen auch nach einer 4-wöchigen oralen Behandlung nachweisbar, wobei allerdings eine hohe Dosierung von Vitamin C notwendig zu sein scheint (29,94; ☞ Abb. 14.8).

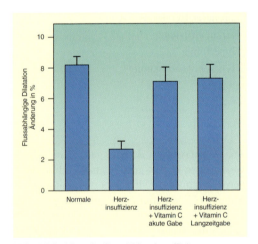

Abb. 14.8: Vitamin C und Herzinsuffizienz.

Auch mit dem Antioxidans **Probucol** kann zumindest in Kombination mit einem Statin die endothelabhängige Vasomotion verbessert werden (96). Zudem korreliert die Tocopherol-Plasmakonzentration mit der endothelabhängigen Vasomotion im Bereich der Herzkranzarterien (97). Ob Antioxidantien wie **Vitamin E** die Endothelfunktion bei Patienten mit endothelialer Dysfunktion *generell* verbessern ist aufgrund einiger Studien eher unwahrscheinlich (98). Es könnte allerdings sein,

daß Vitamin E insbesondere bei Vorliegen der Kombination von Rauchen *und* Hypercholesterinämie einen günstigen Effekt hat, wie Daten aus unserer Arbeitsgruppe vermuten lassen (12).

> In Anbetracht der negativen Ergebnisse mit Vitamin E in großen Multicenter Populations-Studien kann allerdings ein genereller Einsatz von Vitamin E nicht befürwortet werden.

Was erklärt die gute Wirkung von Vitamin C auf die Endothelfunktion? Was führt zum "oxidativen Stress", d.h. zum vermehrten Vorkommen von Superoxidanionen?

Es gibt experimentelle Hinweise dafür, daß die **Aktivität der Superoxid-Dismutase**, dem **wichtigsten antioxidativen Enzymsystem der Arterienwand** von großer Bedeutung für die Endothelfunktion ist (99,7). Offensichtlich ist das antioxidative Potential der humanen Gefäßwand bei Patienten mit koronarer Herzkrankheit reduziert, denn die Aktivität der extrazellulären Superoxid-Dismutase ist bei diesen Patienten stark reduziert und korreliert eng mit der endothelabhängigen Vasodilatation (47). Das läßt vermuten, daß Interventionen, die die Aktivität der EC-SOD erhöhen, auch die Endothelfunktion verbessern können. Dies ist offensichtlich auch der Fall und trifft für die mehrwöchige Therapie mit ACE-Hemmer, AT_1-Rezeptor-Antagonist und auch Vitamin C zu. Andererseits dürfte bei den oben genannten Erkrankungen die Radikalbildung verstärkt sein, insbesondere durch eine gesteigerte Aktivität der NADPH-Oxidase. Unter bestimmten Bedingungen kann auch die NO-Synthase anstatt NO Sauerstoffradikale produzieren, z.B. bei intrazellulärem L-Arginin- oder Tetrahydropterin-Mangel (100, 101) und/oder Stimulation durch die Proteinkinase C. Aufgrund dieser experimentellen Beobachtungen wurde versucht, mit einer Reihe von Antioxidantien die NO-abhängige Vasodilatation zu beeinflussen. Die eindrucksvollen Ergebnisse mit Vitamin C sind aus biochemischer Sicht eigentlich überraschend, da Vitamin C kein sehr potentes Antioxidans darstellt und die Affinität von NO zu Sauerstoffradikalen weitaus stärker ist als zu Vitamin C. Auch wird Vitamin C schnell renal eliminiert, so daß mehrfach tägliche, hohe Dosen notwendig sind. Es gibt jedoch auch Hinweise, daß der günstige Effekt von Vitamin C nicht nur über das Abfangen von Radikalen zustande kommt sondern auch (vielleicht sogar vorwiegend) durch eine Potenzierung der NO-Synthese durch Vitamin C (102). Die Langzeiteffekte dieses Vitamin C-Therapiekonzepts bedürfen in jedem Falle einer kritischen Prüfung in großen Placebo-kontrollierten Studien bevor eine klinische Empfehlung gegeben werden kann. Insbesondere wird abzuwarten sein, inwieweit ein positiver Effekt auf NO-abhängige Vasodilatation mit einer verbesserten Organperfusion und -funktion verbunden ist (103).

> Ein erster Hinweis in diese Richtung ist die kürzlich publizierte Beobachtung, daß 500 mg Vitamin C über 30 Tage zu einer signifikanten Senkung des arteriellen Blutdrucks führen (104).

Tetrahydrobiopterin (BH4) ist ein notwendiger Co-Faktor für die endotheliale NO-Synthase, damit die NO-Synthase NO produziert. Bei Aktivierung der NO-Synthase und Mangel an BH4 bildet die NO-Synthase Sauerstoffradikale anstatt NO. Ein Mangel an BH4 führt daher zu verminderter NO-Produktion, während die Gabe von BH4 die NO-Produktion erhöht, die Bildung von Sauerstoff Radikalen vermindert. Bei Patienten mit Hypercholesterinämie oder chronischen Rauchern kann mit BH4-Gabe die endothel-abhängige Vasodilatation verbessert werden (105,106). Obwohl BH4 auch als Antioxidans wirken kann, sprechen experimentelle Befunde dafür, daß die Wirkung von BH4 eher durch den Einsatz als Co-Faktor zustande kommt. Die klinischen Untersuchungen beschränken sich bisher auf Akutstudien mit kleinen Patientengruppen.

14.6. Ca-Antagonisten

Diese Substanzen führen zu einer Vasodilatation der glatten Gefäßmuskulatur direkt über die Inhibition des L-Typ-Calcium-Kanals und senken dadurch arteriellen Blutdruck und erweitern u.a. auch koronare Leitungs- und Widerstandsgefäße. Ein direkter Einfluß auf die endotheliale NO-Produktion konnte nie zweifelsfrei gezeigt werden. Dagegen gibt es Hinweise dafür, daß z.B. Nifedipine die endotheliale Sauerstoff Radikalbildung etwas vermindert (107). Einen indirekten

Einfluß auf die Endothel-vermittelte Dilatation können Ca-Antagonisten dadurch ausüben, daß die Relaxation der Widerstandsgefäße zur Flußsteigerung führt und somit zu einer Fluß-abhängigen Erweiterung der vorgeschalteten koronaren und peripheren Leitungsgefäße (108). In der Tat gibt es auch vereinzelte klinische Studien, die eine moderate Steigerung der Endothel-vermittelten Vasodilatation gezeigt haben (107). Hinzu kommt allerdings, daß die Endothelin-vermittelte Vasokonstriktion der glatten Gefäßmuskulatur durch Ca-Antagonisten inhibiert werden kann, offensichtlich insbesondere bei kardiovaskulären Erkrankungen wie der Hypertonie, die mit erhöhten Endothelin Spiegeln einhergehen können (109,110). Es gibt jedoch auch Substanz-spezifische Wirkungen. Für **Amlodipin** wurde gezeigt, daß es im Gegensatz zu anderen Ca-Antagonisten aus koronaren Widerstandsgefäßen Kinine und in der Folge NO freisetzt (111). In wieweit dieser Effekt, gezeigt in isolierten Gefäßstreifen, in vivo am Patienten klinisch relevant ist, ist nicht bekannt. Jenseits der endothel-abhängigen, NO-vermittelten Vasodilatation gibt es allerdings gute experimentelle Daten für die Wirkung von Ca-Antagonisten auf die endotheliale Permeabilität (112).

> Insgesamt gibt es kaum klinische, gut kontrollierte Untersuchungen zur Langzeitwirkung von Ca-Antagonisten auf die Endothel-abhängige Vasodilatation.

In bezug auf die Koronararterien wird diese Frage zur Zeit in der sog. ENCORE Multicenter Studie untersucht. Der Effekt der klassischen Ca-Antagonisten wie Nifedipin, Diltiazem und Verapamil auf die endotheliale NO-Verfügbarkeit dürfte allerdings vorwiegend indirekt sein, und es ist nicht zu erwarten, daß der Effekt von Ca-Antagonisten dem von Statinen oder ACE-Hemmern quantitativ vergleichbar ist. Im Gegensatz zu den Statinen (2,3,4) und ACE-Hemmern (5) konnte für Ca-Antagonisten auch nie zweifelsfrei eine Reduktion von kardiovaskulärem Tod bei normotensiven Patienten mit kardiovaskulären Risikofaktoren gezeigt werden.

14.7. Nitrovasodilatatoren

Nitrate sind wie auch Molsidomin Substanzen, bei denen in vivo NO abgespalten wird und die somit

NO zum Therapieprinzip haben. Diese Substanzen werden deshalb auch **exogene NO-Donatoren** genannt. Bei Gabe dieser Substanzen wird somit nicht die Freisetzung von NO aus dem Endothel gefördert, sondern NO aus dem Pharmakon freigesetzt. Dementsprechend wird NO systemisch im Organismus wirksam - in Venen, Leitungsarterien, Widerstandsgefäßen, in allen Organen incl. der zerebralen Zirkulation (u.U. verantwortlich für den Nitrat-Kopfschmerz). Der Effekt von Nitraten auf verschiedenen Gefäßabschnitte ist auch dosisabhängig. Bei höherer Dosierung dilatieren organische Nitrate neben den Venen zusätzlich die großen arteriellen Gefäße, wohingegen Arteriolen und Widerstandsgefäße am wenigsten empfindlich sind.

> Der klinische Effekt ist nicht nur über direkte Vasodilatation in einem Organ wie z.B. der Koronarsystem zu erklären, sondern auch durch Blutdrucksenkung und insbesondere über die Reduktion der Vorlast.

Mit dieser Therapie wurde somit empirisch ein Konzept benutzt, das versucht, eine verminderte endogene Bioverfügbarkeit von endothelialem NO (z.B. bei koronarer Herzkrankheit) zu ersetzen. Obwohl dieses Therapiekonzept bei Patienten mit Angina pectoris in Bezug auf die klinische Symptome sehr effektiv ist, ist die **langfristige exogene Zufuhr von NO keineswegs als gleichwertiger Ersatz des vom Endothel freigesetzten NO anzusehen**. NO wird bedarfsgerecht aus dem Endothel freigesetzt, z.B. bei körperlicher Belastung, in den bewegten Extremitäten und durch physiologische Stimuli moduliert. Im Gegensatz dazu besteht bei Nitrattherapie ein relativ anhaltender systemischer Plasmaspiegel. NO ist an der Koordination des Tonus der Mikrozirkulation beteiligt, während das von Nitraten freigesetzte NO die Widerstandsgefäße wenig beeinflußt (Vorteil gegenüber anderen Vasodilatatoren: kein Steal). Aufgrund der relativ selektiven Wirkung der Nitrate auf die Leitungsgefäße kommt es bei eingeschränkter Tonusregulation im Bereich der Widerstandsgefäße zu keiner Besserung der Myokarddurchblutung. Als **elementarer Nachteil der Nitrattherapie** ist jedoch die **Aktivierung neurohumoraler Systeme** zu nennen, die wesentlich zur Nitrattoleranz beitragen (113) mit gesteigertem

Angiotensin II und konsekutiver Vasokonstriktion, NADPH-Oxidase-Aktivierung und Radikalbildung, Proteinkinase-Aktivierung und Sensibilisierung auf Vasokonstriktoren einschließlich Endothelin (114,115). Die gesteigerte Radikalbildung führt zur Inaktivierung von endogenem und exogenem NO. In der Tat sprechen einige Beobachtungen dafür, daß die Nitrattoleranz durch Radikalbildung z.T. verursacht ist und mit gleichzeitiger Gabe von Antioxidantien bzw. ACE-Hemmern abgeschwächt werden kann (116,117).

> Im Gegensatz zur unbestrittenen Effektivität von Nitraten für die klinische Symptomatik gibt es bis heute keinen Nachweis, daß die Langzeittherapie mit NO-Donatoren sich langfristig günstig auf die Prognose auswirkt, möglicherweise wegen der o.g. Mechanismen, die einer anhaltenden Langzeitwirkung entgegenstehen.

14.8. Östrogene

Östrogene verbessern die endothel-abhängige Dilatation sowohl nach akuter Gabe als auch nach Langzeittherapie bei Frauen in der Postmenopause (118-121). Dies gilt sowohl für periphere Gefäße als auch Koronararterien. Frauen in der Prämenopause haben eine höhere endotheliale NO-Verfügbarkeit als Frauen in der Postmenopause; in der Tat konnten auch diskrete Unterschiede in der Endothelfunktion innerhalb des Menstruationszyklus gezeigt werden. Dieser Effekt ist wohl zum Teil auf eine Verbesserung der NO-Verfügbarkeit und Steigerung der NO-Synthase-Expression, aber auch der NO-Aktivität durch Inhibition der NO-Inaktivierung zurückzuführen (122-124). Die Befunde sind jedoch nicht ganz einheitlich (123, 124), und weitere endothel-abhängige und indirekte Mechanismen (u.a. Senkung der Serumlipide) dürften an der Östrogenwirkung beteiligt sein. Die positiven "Endothel-Effekte" der Östrogene könnten sogar eine Erklärung für die partielle Protektion der Frau vor kardiovaskulären Ereignissen in der Prämenopause darstellen bzw. für die protektive Wirkung der Östrogen-Substitution in der Postmenopause. Die Östrogentherapie wird in der Regel mit Progesteronsubstitution kombiniert, um das Risiko für uterine Carcinome unter alleiniger Östrogentherapie zu verhindern. Andererseits sprechen einige - nicht alle - Beobachtungen dafür, daß durch die Kombinationsbehandlung der positive Effekt auf die Endothelfunktion teilweise aufgehoben wird (125-129). Interessanterweise hat auch eine internationale Megastudie keinen signifikanten Langzeitschutz vor kardiovaskulären Ereignissen gezeigt (130) und umfangreiche Diskussionen ausgelöst (131), zumal fast alle Experten trotzdem vom protektiven Schutz der Östrogene überzeugt sind.

14.9. Gentherapie

Vaskulärer Gentransfer wurde schon relativ früh experimentell eingesetzt, um mit vermehrter Expression der endothelialen bzw. induzierbaren NO-Synthase die vaskuläre NO-Verfügbarkeit zu erhöhen und so die protektiven Wirkungen von NO zu nutzen. In der Tat kann hierdurch die Endothel-abhängige Vasodilatation verbessert und normalisiert werden (130-132). Diese Technik hat auch gezeigt, daß die hierdurch erzielte vermehrte NO-Verfügbarkeit die Intimaproliferation nach Gefäßverletzung (Ballondilatation; 133) und die Entwicklung von arteriosklerotischen Veränderungen hemmt (134). Diese experimentellen Ansätze zeigen zunächst nur, daß mit NO ein vaskulärer Schutz zu erzielen ist, sowohl in Hinblick auf Endothel- und Gefäßfunktion als auch langfristig auf arteriosklerotischen Prozesse. Mit der Entwicklung von sicheren und effektiven Transfektions-Methoden könnte es allerdings in der Zukunft gelingen, dies auch zum Wohle der Patienten einzusetzen. Die Einsatzmöglichkeiten werden insbesondere in bezug auf den lokalen Gentransfer der NO-Synthase im Rahmen einer Ballondilatation und Stentimplantatation bereits im präklinischen Stadium geprüft.

14.10. Klinischer Stellenwert der Therapie der Endotheldysfunktion

Keine verfügbare Intervention zur Verbesserung der endothel-vermittelten Vasodilatation hat selektiv ausschließlich einen Effekt auf das Endothel und dessen NO-Bioverfügbarkeit. Am ehesten kann die Supplementation mit L-Arginin noch als relativ spezifische Intervention betrachtet werden und unterstreicht, zusammen mit den experimentellen Daten, die Bedeutung der Endothelfunktion für Gefäßfunktion und Struktur.

• ACE-Hemmer
• Statine
• Östrogene und
• körperliches Training

haben auch endothelunabhängige Wirkungen, so daß deren positiver Langzeiteffekt auf kardiovaskuläre (insbesondere ischämische) Ereignisse nicht nur als Endotheleffekt interpretiert werden kann. Im Gegensatz zu Nitraten und Ca-Antagonisten konnten jedoch gerade mit ACE-Hemmern und Statinen kardiovaskuläre Ereignisse reduziert werden, und dies bereits nach wenigen Monaten Behandlung (vergl. u.a. die AVERT-Studie; 23), so daß es wahrscheinlich - wenn auch nicht bewiesen - ist, daß der positive Einfluß dieser Substanzen auf die Endothelfunktion eine klinisch wichtige Rolle spielt.

Der präventive Schutz einer erhaltenen Endothelfunktion dürfte sich allerdings gerade in der Frühphase (1.-2. Lebensdekade) langfristig positiv auswirken. Neben der anhaltenden negativen Auswirkungen von bekannten Risikofaktoren gibt es erste Hinweise daß Entzündung und Auseinandersetzung mit Infektionen vorübergehend zur Reduktion der endothel-abhängigen Vasodilatation führen (135), die anti-inflammatorische Komponente von NO (136) könnte somit repetitiven und sich kumulierenden Schäden vorbeugen.

Zwar wurde die Frage der Primärprävention in der WOSCOP-Studie in Bezug auf die Hypercholesterinämie und Statine geprüft und insgesamt bei nicht unbedingt überzeugendem Einfluß auf die Mortalität als wirtschaftlich nicht umsetzbar eingeschätzt. Allerdings war die Follow-up Zeit viel zu kurz, der Therapiebeginn in Bezug auf das Lebensalter zu spät, um die eigentliche Frage der Primärprävention zu beantworten. Eine frühe Risikostratifizierung mit Erfassung der Endothelfunktion in bezug auf das kumulative vaskuläre Risiko könnte den Kreis derer einschränken, die von einer wahrhaft frühen Primärprävention profitieren. Diese Überlegungen bedürfen jedoch einer sorgfältigen Überprüfung in kontrollierten klinischen Studien. Aufgrund dieser Überlegungen könnte jedoch der nicht invasiven Erfassung der Endothelfunktion in Zukunft eine große Bedeutung zukommen.

Literatur

1. *Rudic RD, Shesely EG, Maeda N, Smithies O, Segal SS, Sessa WC.* Direct evidence for the importance of endothelium-derived nitric oxide in vascular remodeling. J Clin Invest 1998;101:731-6

2. *Scandinavian Simvastatin Survival Study Group.* Randomised trial of cholesterol lowering in 4444 patients with coronary heart disease: the Scandinavian Simvastatin Survival Study (4S). Lancet 1994;344:1383-89

3. *Sacks FM, Pfeffer MA, Lemuel AM, Moye LA, Rouleau JL, Rztherford JD, Cole TG, Brown L, Warnica JW, Arnold JM, Wun CC, Davis BR, Braunwald E.* The effect of Pravastatin on coronary events after myocardial infarction in patients with average cholesterol levels. N Engl J Med 1996;335:1001-1009

4. *The Long-term invervention with Pravastatin in ischemic heart failure (LIPID) Study Group.* Prevention of cardiovascular events and death with Pravastatin in patients with coronary heart disease and a broad range of initial cholesterol levels. N Engl J Med 1998;339:1349-1357

5. *The Heart outcomes prevention evaluation study Investigators.* Effects of an Angiotensin-Converting-Enzyme inhibitor, Ramipril, on cardiovascular events in high-risk patients. N Engl J Med 2000;342:145-153

6. *Mancini GBF, Henry GC, Macaya C, O`Neill BJ, Pucill AL, Carere RG, Wargovich TJ, Mudra H, Luscher TF, Klibaner MI, Haber HE, Uprichard ACG, Pepine C, Pitt B.* Angiotensin-converting enzyme inhibition with quinapril iomproves endothelial vasomotor dysfunction in patients with coronary artery disease. Circulation 1996;94:258-265

7. *Harrison DG, Armstrong ML, Freiman PC, heistad DD.* Resoration of endothelium-dependent relaxation by dietary treatment of atherosclerosis. J Clin Invest 1987;80:1808-11

8. *Benzuly KH, Padgett RC, Kaul S, Piegors DJ, Armstrong ML, Heistad DD.* Functional improvement precedes structural regression of atherosclerosis. Circ 1994; 89:1810-8.

9. *Leung WH, Lau CP, Wong CK.* Beneficial effect of cholesterol-lowering therapy on coronary endothelium-dependent relaxation in hypercholesterolemic patients. Lancet 1993;341:1496

10. *Egashira K, Kirooka Y, Kai H, Sugimachi M, Suzuki S, Inou T, Takeshita A.* Reduction in serum cholesterol with pravastatin improves endothelium-dependent coronary vasomotion in patients with hypercholesterolemia. Circulation 1994;89:2519-2524

11. *Anderson T, Meredith I, Yeung A, Frei B, Selwyn Ap, Ganz P.* The effect of cholesterol lowering and antioxidant therapy on endothelium-dependent coronary vasomotion. N Engl J Med 1995;332:488-493

12. *Heitzer T, Yla Herttuala S, Wild E, Uoma J, Drexler H.* Effect of vitamin E on endothelial vasodilator function in patients with hypercholesterolemia, chronic smoking of both. J Am Coll Cardiol 1999;33(2):499-505

13. *Gould KL, Martucci JP, Goldberg DI, Hess MJ, Edens RP, Latifi R, Dudrick SJ.* Short-term cholesterol lowering decreases size and severity of perfusion abnormalities by positron emission tomography after dipyridamol in patients with coronary artery disease - a potential noninvasive marker of healing coronary endothelium. Circulation 1994;89:1530-8

14. *Mostaza JM, Gomez MV, Gallardo F, Salazar ML, Martin-Jadraque R, Plaza-Celemin L, Gonzalez.Maqueda I, Martin-Jadraque L.* Cholesterol reduction improves myocardial perfusion abnormalities in patients with coronary artery disease and average cholesterol levels. J Am Coll Cardiol 2000;35:76-82

15. *John S, Schlaich M, Langenfeld M, Weihprecht H, Schmitz G, Weidinger G, Schmieder RE.* Increased bioavailibility of nitric oxide after lipid-lowering therapy in hypercholesterolemic patients. Circulation 1998:98: 211-216

16. *O`Discroll G, Green D, Taylor RR* (1997): Simvastatin, an HMG-coenzyme A reductase inhibitor, improves endothelial function within 1 months. Circulation 95: 1126-1131

17. *Laufs U, Fata VL, Plutzky J, Liao JK..* Upregulation of endothelial nitiric oxide synthase by HMG CoA reductase inhibitors. Circulation 1998;97:1129-1135

18. *Warnholtz A, Nickenig G, Schulz E, Macharzina R, Brasen JH, Skatchkov M, Heitzer T, Stasch JP, Griendling KK, harrison DG, Bohm M, Meinertz T, Munzel T.* Increased NADH-oxidase-mediated superoxide production in the early stages of atherosclerosis: evidence for involvement of the renin-angiotensin system. Circulation 1999;99:2027-2033

19. *Nickenig G, Bäumer AT, Temur Y, Kebben D, Jockenhovel F, Bohm M.* Statin-sensitive dysregulated AT1 receptor function and density in hypercholesterolemic men. Circulation 1999;100:2131-2134

20. *Vogel RA, Corretti MC, Plotnick GD.* Effect of a single high-fat meal on endothelial function in healthy subjects. J Am Cardiol 1997;79:350

21. *Tamai O Matsuola H, Itabe H, Wada Y, Kohno K, Imaizumi T.* Single LDL apheresis improves endothelium-dependent vasodilation in hypercholesterolemic humans. Circulation 1997;95:76-82

22. *Celermajer DS, Sorensen KE, Gooch VM, Spiegelhalter DJ, Miller OI, Sullivan ID, Lloyd JK, Deanfield JE.* Non-invasive detection of endothelial dysfunction in

children and adulsts at risk of atherosclerosis. Lancet 1992;340:1111-5

23. *Pitt B, Waters D, Brown WV, van Boven AJ, Schwartz L, Title LM, Eisenberg D, Shurzinske L, McCormick LS.* Aggressive lipid-lowering therapy compared with angioplasty in stable coronary artery disease. Atorvastatin versus revascularization treatment investigators. N Engl J Med 1999;341:70-6

24. *Griendling KK, Minieri CA, Ollerenshaw JD, Alexander RW.* Angiotensin stimulatesNADH and NADPH oxidase activity in cultured vascular smooth muscle cells. Circ Res 1994;74:1141-1148

25. *Rajagopalan S, Kurz S, Münzel T, Tarpey M, Freeman BA, Griendling KK, Harrison DG..* Angiotensin II-mediated hypertension in the rat ncreases vascular superoxide production via membrane NADH/NADPH oxidase activation. J Clin Invest 1996;96:1513-1519

26. *Ting HH, Timimi FK, Haley EA, Roddy MA, Ganz P, Creager MA.* Vitamin C improves endothelium-dependent vasodilation in forearm resistance vessels of humans with hypercholesterolemia. Circulation 1997;95: 2617-2622

27. *Heitzer T, Just H, Munzel T:* Antioxidant vitamin C improves endothelial dysfunction in chronic smokers. Circulation 1996;94:6-9

28. *Solzbach U, Hornig B, Jeserich M, Just H.* Vitamin C improves endothelial dysfunction of epicardial coronary arteries in hypertensive patients. Circulation 1997;96: 1513-9

29. *Hornig B, Arakawa N, Kohler C, Drexler H.* Vitamin C improves endothelial function of conduit arteries in patients with chronic heart failure. Circulation 1998;97: 363-368

30. *Pfeffer MA, Braunwald E, Moyé LA, Basta L, Brown EJ Jr, Cuddy TE, Davis BR, Geltman EM, Goldman S, Flaker GC et al.* Effect of captopril on mortality and morbitiy in patients with left ventricular dysfunction after myocardial infarctions: results of the survival and ventricular enlargement trial. N Engl J Med 1992:327: 669-77

31. *Yusuf S, Pepine CJ, Garces C, Pouleur H, Salem D, Kostis J, Benedict C, Rousseau M, Bourassa M, Pitt B.* Effect of enalapril on myocardial infarction and unstable angina in patients with low ejection fractions. Lancet 1992;340:1173-8

32. *The acute infarction ramipril efficacy (AIRE) study investigators.* Effect of ramipril on mortality and morbitiy of survivors of acute mycardial infarction with clinical evidence of heart failure. Lancet 1993;342:821-8

33. *Hornig B, Arakawa N, Haussmann D, Drexler H.* Differential effects of quinaprilat and enalaprilat on en-

dothelial function of conduit arteries in patients with chronic heart failure. Circulation 1998;98(25):2442-8

34. *Anderson TJ, Elstein E, Haber H, Charbonneau F.* Comparative study of ACE-inhibition, angiotensin II antagonism, and calcium channel blockade on flow-mediated vasodilation in patients with coronary disease (BANFF Study). J Am Coll Cardiol 1999;35:60-66

35. *PellacaniA, Brunner HR, Nussberger J.* Plasma kinins increase after angiotensin-converting enzyme inhibition in human subjects. Clin Sci 1994;87:567-74

36. *Groves P, Kurz S, Just H, Drexler H.* Role of endogenous bradykinin in human coronary vasomotor control. Circulation 1995;92:3424-3430

37. *Haefeli WE, Linder L, Luscher TF.* Quinalaprilat induces arterial vasodilation mediated by nitric oxide in humans. Hypertension 1997;30:912-7

38. *Vaughan DE, Lazos SA, Tong K.* Angiotensin II regulates the expression of plasminogen activator inhibitor-1 in cultured endothelial cells. A potential link between the renin-angiotensin system and thrombosis. J Clin Invest 1995;95:995-1001

39. *Ridker PM, Gabourry CL, Conlin PR, Seely EW, Williams GH, Vaughan DE.* Stimulation of palsminogen activator inhibitor in vivo by infusion of angiotensin II. Evidence of a potential interaction between the renin-angiotensin system and fibrinolytic function. circulation 1993;87:1969-1973

40. *Brown NJ, Nadeau JH, Vaughan DE.* Selective stimualtion of tissue-type plasminogen activator (t-PA) in vivo by infusion of bradykinin. Thromb and Haemost 1997;77:522

41. *Vaughan DE, Rouleau JL, Ridker PM, Arnold JMO, Menapace FJ, Pfeffer MA.* Effects of Ramipril on plasma fibrinolytic balance in patients with acute anterior myocardial infarction. Circulation 1997;96:442-447

42. *Hornig B, Arakawa N, Smolarski R, Schieffer B, Drexler H.* Concomitant enhancement of NO-mediated vasodilation and pro-fibrinolytic activity by ACE-inhibition in patients with coronary artery disease. Circ 1997;96(suppl I):114

43. *Goodfield NER, Newby DE, Ludlam CA, Flapan AD.* Effects of acute angiotensin II type 1 receptor antagonism and angiotensin converting enzyme inhibition on plasma fibrinolytic parameters in patients with heart failure. Circulation 1999;99:2983-2985

44. *Yusuf S, Pepine CJ, Garces C, Pouleur H, Dalem D, Kostis J, Venedict C, Rousseau M, Bourassa M, Pitt B.* Effect of enalapril an myocardial infarction and unstable angina in patients with low ejection fractions. Lancet 1992;340:1173-8

45. *Sudhir K, MacGregor JS, Gupta M, Barbant SD, Redberg R, PG Yock, Chatterjee K.* Effect of selective

angiotensin II receptor antagonism and angiotensin converting enzyme inhibition on the coronary vasculature in vivo. Intravascular two-dimensional and Doppler ultrasound studies. Circulation 1993;87:931-938

46. *Landmesser U, Drexler H, Hornig B.* Effect of ACE-inhibiton and angiotensin II type-1 receptor blockade on vascular extracellular superoxide dismutase activity in patients with coronary artery disease; implications for the bioavailibility of nitric oxide. Circulation 1999; 100 (suppl.I):756

47. *Landmesser U, Hornig B, Merten R, Spiekermann S, Büttner K, Drexler H.* Vascular extracellular superoxide dismutase activity in patients with coronary artery disease – relation to endothelium-dependent vasodilation. Circulation in press (2000)

48. *Gohlke P, Pees C, Unger T.* AT2 receptor stimulation increases aortic cyclic GMP in SHRSP by a kinin-dependent mechanism. Hypertension 1998;31:349-55

49. *Tsutsumi Y, Matsubara H, Masaki H, Kurihara, Murasawa S, Takai S, Miyazaki M, Nozawa Y, Ozono R, Nakagawa K, Miwa T et al.* Angiotensin II type 2 receptor overexpression activates the vascular kinin system and causes vasodilation. J Clin Invest 1999;104:925-35

50. *Kohler C, Hornig B, Schlink D.* Angiotensinn II-receptor antagonism improves endothelium-mediated vasodilation in patients with coronary artery disease: Role of nitric oxide and bradykinin. Circulation 1999;100(suppl.I):1548

51. *Drexler H, Zeiher AM, Wollschläger H, Meinertz T, Just H, Bonzel F.* Flow-dependent coronary artery vasodilation in humans. Circulation 1989;80: 466-474

52. *D. Hayoz, H. Drexler, T. Münzel, B. Hornig, A.M. Zeiher, H. Just, H.R. Brunner, R. Zelis* Flow-mediated arterial dilation is abnormal in congestive heart failure. Circulation 1993;87; 92-96

53. *Miller VM, Vanhoutte PM.* Enhanced release of endothelium-derived factor(s) by chronic increases in blood flow. Am J Physiol 1988;255:H446-51

54. *Miller VM, Burnett JC Jr.* Modulation of NO and endothelin by chronic increases in blood flow in canine femoral arteries. am J Physiol 1992;261:H103-8

55. *Noris M, Morigi M, Donadelli R, Aiello S, Foppolo M, Todeschini M, Orisio S, Remuzzi G, Remuzzi A.* Nitric oxide synthesis by cultured endothelial cells is modulated by flow conditions. Circ Res. 1995;76:536-43

56. *Nishida K, Harrison DG, Navas JP, Fisher AA, Dockery SP, Uematsu M, Nerem RM, Alexander RW, Murphy TJ.* Molecular cloning and characterization of the constitutive bovine aortic endothelial cell nitric oxide synthase. J Clin Invest 1992;90:2092-6

57. *Jungersten L, Ambring A, Wall B, Wennmalm A.* Both physical fitness and acute exercise regulate nitric oxide formation in healthy humans. J Appl Physiol 1997;82:760-4

58. *Wang J, Wolin MS, Hintze TH.* Chronic exercise enhances endothelium-mediated dilation of epicardial coronary artery in concious dogs. Circ Res 1993;73:829-38

59. *Koller A, Kaley G.* Prostaglandins mediate arteriolar dilation to increased blood flow velocity in skeletal muscle microcirculation. Circ Res 1990;67:529-34

60. *B. Hornig, V. Meier, H. Drexler.* Physical training improves endothelial function in patients with chronic heart failure. Circulation 1996; 93:210-214

61. *Katz SD, Yuen J, Bijou R, LeJemtel TH.* Training improves endothelium-dependent vasodilation in resistance vessels of patients with heart failure. J Appl Physiol 1997;82:1488-92

62. *Hambrecht R, Fiehn E, Weigl C, Gielen S, Hamann C, Kaiser R, YU J, Adams V, Niebauer J, Schuler G.* Regular physical exercise corrects endothelial dysfunction and improves exercise capacity in patients with chronic heart failure. Circulation 1998;98:2709-15

63. *Lewis TV, Dart AM, Chin-Dusting JP, Kingwell BA.* Exercise training increases basal nitric oxide production from the forearm in hypercholesterolemic patients. Arterioscler Thromb Vasc Biol 1999;19:2782-7

64. *Higashi Y, Sasdaki S, Kurisu S, Yoshimizu A, Sasaki N, Matsuura H, Kajiyama G, Oshima T.* Regular aerobic exercise augments endothelium-dependent vascular relaxation in normotensive as well as hypertensive subjects: role of endothelium-derived nitric oxide. Circulation 1999;100:1194-202

65. *Inoue N, Ramasamy S, Fukai T, Nerem RM, Harrsion DG.* Shear stress modulates expression of Cu/Zn superoxide dismutase in human aortic endothelial cells. Circ Res 1996;79:32-7

66. *Levine GN, Frei B, Koulouris SN, Gerhard MD, Keaney JF Jr, Vita JA.* Ascorbic acid reverses endothelial vasomotor dysfunction in patients with coronary artery disease. Circulation 1996;93:1107-13

67. *Fukai T, Siegfried MR, Ushio-Fukai M, Harrison G.* Regulation of the extracellular superoxide dismutase by nitric oxide in vascular smooth muscle. Circulation 1999;100(suppl.I):480

68. *Varin R, Mulder P, Tamion F, Devaux C, Henry JP, Lallemand F, Lerebours G, Thuillez C.* Exercise improves flow-mediated vasodilatation of skeletal muscle arteries in rats with chronic heart failure. Role of nitric oxide, prostanoids, and oxidant stress. Circulation 1999;99:2951-7

69. *Rieder MJ, Carmona R, Krieger JE, Pritchard JA Jr, Greene AS.* Suppression of angiotensin-converting enzyme expression and activity by shear stress. Circ Res 1997;80:312-9

70. *Wirth K, Hock FJ, Albus U, Linz W, Alpernmann HG, Anagnostopoulos H, Henk S, Breipohl G, Konig W, Knolle et al.* HOE 140 a new potent and long acting bradykinin-antagonist: in vivo studies. Br J Pharmacol 1991;102:774-7

71. *Kramsch DM, Aspen AJ, Abramowitz BM, Kremendahl T, Hood WB Jr.* Reduction of coronary atherosclerosis by moderate conditioning exercise in monkeys on a atherogenic diet. N Engl J Med 1981;305:1483-9

72. *Hambrecht R, Wolf A, Gielen S, Linke A, Hofer J, Erbs S, Schoene N, Schuler G.* Effect of exercise on coronary endothelial function in patients with coronary artery disease. N Engl J Med 2000;342:454-60

73. *Schuler G, Hambrecht R, Schlierf G, Niebauer J, Hauer K, Neumann J, Hoberg E, Drinkmann A, Bacher F, Grundze M et al.* Regular physical exercise and low-fat diet. Effects on progression of coronary artery disease. Circulation 1992;86:1-11

74. *Hakim AA, Petrovic H, Burchfield CM, Ross GW, Rodrigues BL, White LR, Yano K, Curb JD, Abbott RD.* Effects of walking on mortality among nonsmoking retired men. N Engl J Med 1998;338:94-9

75. *H. Drexler, A. M. Zeiher, K. Meinzer, Just H.* Correction of endothelial dysfunction in the coronary microcirculation of hypercholesterolemic patients by L-Arginine. Lancet 338: 1546-1550, 1991

76. *Quyyumi AA, Dakak N, Diodati JG, Gilligan DM, Panza JA, Cannon RO 3rd.* Effect of L-arginine on human coronary endothelium-dependent and physiologic vasodilation. J Am Coll Cardiol 1997;30:1220-7

77. *Chauhan A, More RS, Mullins PA, Taylor G, Petch C, Scholfield PM.* Aging-associated endothelial dysfunction in humans is reversed by L-arginine. J Am Coll Cardiol 1996;28:1796-804

78. *Egashira K, Hirooka Y, Kuga T, Mohri M, Takeshita A.* Effects of L-arginine supplementation on endothelium-dependent coronary vasodilation in patients with angina pectoris and normal coronary arteries. Circulation 1996;94:130-4

79. *Clarkson P, Adams MR, Powe AJ, Donald AE, McCredie R, Robinson J, McCarth SN, Keech A, Celermajer DS, Deanfiled JE.* oral L-arginine improves endothelium-dependent dilation in hypercholesterolemic young adults. J Clin Invest 1996;97:1989-94

80. *Lerman A, Burnett JC Jr, Higano ST, McKinley LJ, Holmes DR Jr.* Long-term L-arginine supplementation improves small-vessel coronary endothelial function in humans. Circulation 1998;97:2123-8

81. *Böger RH, Bode-Böger SM, Thiele W, Creutzig A, Alexander K, Frolich JC.* Restoring vascular nitric oxide formation by L-Arginine improves the symptoms of intermittent claudication in patients with peripheral arterial occlusive disease. J Am Coll Cardiol 1998;32:1336-44

82. *Hirooka Y, Egashira K, Imaizumi T, Tagawa T, Kai H, Sugimachi M, Takeshita A.* Effects of L-arginine on impaired acetylcholine -induced and ischemic vasodilation in the forearm in patients with heart failure. Circulation 1994;90:658-68

83. *Rector TS, Bank AJ, Mullen KA, Tschumperlin LK, Sih R, Pillai K, Kubo SH.* Randomized, double-blind, placebo-controlled study of supplemental oral L-arginine in patients with heart failure. Circulation 1996;93:2135-41

84. *Chin-Dusting JPF, Kaye DM, Lefkovits J, Wong J, Bergin P, Jennings GL.* Dietary supplementation with L-Arginine fails to restore endothelial function in forearm resistance arteries of patients with severe heart failure. J Am Coll Cardiol 1996;27;1207-13

85. *Adams MR, Forsyth C, Jessup W, Robinson J, celermajer DS.* Oral L-arginine inhibits platelet aggregation but does not endhance endothelium-dependent dilation in healthy young men. J Am Coll Cardiol 1995;26:1054-61,

86. *Wolf A, Zalpour C, Theilmeier G, Anderson B, Wang BY, Wolf A, Tsao PS, Cooke JP.* Dietary L-arginine supplementation normalizes platelet aggregation in hypercholesterolemic humans. J Am Coll Cardiol 1997;29:479-85

87. *Harrison DG.* Cellular and molecular mechanisms of endothelial cell dysfunction. J Clin Invest 1997;100:2153-7

88. *Bode-Böger SM, Böger RH, Kienke S, Junker W, Frolich JC.* Elevated L-arginine/dimethylarginine ratio contributes to enhanced systemic NO production by dietary L-arginine in hypercholesterolemic rabbits. Biochem Biophys Res Commun 1996;219:598-603

89. *Böger RH, Bode-Böger SM, Szuba A, Tsao PS, Chan JR, Tangphao O, Blaschke TF, Cooke JP.* Asymmetric dimethylarginine (ADMA): A novel risk factor for endothelial dysfunction. Circulation 1998;98:1842-1847

90. *Feng Q, Lu X, Fortin AJ, Pettersson A, Hedner T, Kline RL, Arnold JM.* Elevation of an endogenous inhibitor of nitric oxide synthesis in experimental congestive heart failure. Cardiov Res 1998;37:667-75

91. *Tanner FC, Noll G, Boulanger CM, Lüscher TF.* Oxidized low density lipoproteins inhibit relaxation of porcine coronary arteries. Role of scavenger receptor and endothelium-derived nitric oxide. Circulation 1991;83:2112-20

92. *Levine GN, Frei B, Koulouris SN, Gerhard MD, Keaney JF Jr, Vita JA.* Ascorbic acid reverse endothelial vasomotor dysfunction in patients with coronary artery disease. Circulation 1996;93:1107-13

93. *Gokce N, Keaney JF, Frei B, Holbrook M, Olesiak M, Zachariah BJ, Leeuwenburgh C, Heinecke JW, Vita JA.* Long-term ascorbic acid administration reverses endothelial vasomotor dysfunction in patients with coronary artery disease. Circulation 1999;99:3234-3240

94. *Ting HH, Timimi FK, Boles KS, Creager SJ, Ganz P, Creager MA:* Vitamin C improves endothelium-dependent vasodilation in patients with non-insulin-dependent diabetes mellitus. J Clin Invest 1996;97:22-8

95. *Anderson TJ, Meredith IT, Yeung AC, Frei B, Selwyn AP, Ganz P.* The effect of cholesterol-lowering and antioxidant therapy on endothelium-dependent coronary vasomotion. N Engl J Med 1995;332:488-93

96. *Kinlay S, Fang JC, Hikita H, Ho I, Delagrange DM, Frei B, Suh JH, Gerhard M, Creager MA, Selwyn AP, Ganz P.* Plasma alpha-tocopherol and coronary endothelium-dependent vasodilator function. Circulation 1999;100:219-21

97. *Gilligan DM, Sack MN, Guetta V, Casino PR, Quyyumi AA, Rader DJ, Panza JA, Cannon RO 3rd.* Effect of antioxidant vitamins on low density lipoprotein oxidation and impaired endothelium-dependent vasodilation in patients with hypercholesterolemia. J Am Coll Cardiol 1994;24:1611-7

98. *Marklund SL.* Extracellular superoxide dismutase in human tissues and human cell lines. J Clin Invest 1984;74:1398-1403

99. *Pritchard KA, Groszek L, Smalley DM, Sessa WC, Wu M, Villalon P, Wolin MS.* Native low-density lipoprotein increases endothelial cell nitric oxide synthase generation of superoxide anion. Circ Res 1995;77:510-8

100. *Heinzel, B John M, Klatt P, Bohme E, Mayer B.* Ca2+/calmodulin –dependent formation of hydrogen peroxide by brain nitric oxide synthase. Biochem J 1992;281:627-30

101. *Heller R, Munscher-Paulig F, Grabner R, Till U.* L-Ascorbic acid potentiates nitric oxide synthesis in endothelial cells. J Biol chem 1999;274:8254-60

102. *DeVita JA, Keaney Jr JF, Raby Kem Morrow JD, Freedman JE, Lynch S, Koulouris SN, Hankin BR, Frei B.*Low plasma ascorbic acid indepently predicts the presence of an unstable coronary syndrome. J Am Coll Cardiol 1998;31:980-6

103. *Duffy SJ, Gokce N, Holbrook M, Huang A, Frei B, Keaney JF Jr, Vita JA.* Treatment of hypertension with ascorbic acid. Lancet 1999;354:2048-9

104. *Stroes E, Kastelein J, Cosentino F, Erkelens W, Wever R, Koomans H, Lüscher T, Rabelink T.* Tetrahydropterin restores endothelial function in hypercholesterolemia. J Clin Invest 1997;99:41-46

105. *Ueda, S, Matsuoka H, Miyazaki H, Usui M, Okuda S, Imaizumi T.* Tetrahydrobiopterin restores endothelial function in long-term smokers. J Am Coll Cardiol 1999;35:71-75

106. *Verhaar MC, Honing ML, van Dam T, Zwart M, Koomans HA, Kastelein JJ, Rabelink TJ.* Nifedipine improves endothelial function in hypercholesterolemia, independently of an effect on blood pressure or plasma lipids. Cardiovas Res 1999;42:752-60

107. *Holtz J, Giesler M, Bassenge E.* Two dilatory mechanisms of anti-anginal drugs on epicardial coronary arteries in vivo: indirect, flow-dependent, endothelium.mediated dilation and direct smooth muscle relaxation. Z Kardiol 1983;72Suppl3:98-106

108. *Kaasjager KA, van Rijn HJ, Koomans HA, Rabelink TJ.* Interactions of nifedipine with the renovascular effects of endothelin in humans. J Pharmacol Exp Ther 1995;275:306-11

109. *Kaasjager KA, Koomans HA, Rabelink TJ.* Endothelin-1-induced vasopressor responses in essential hypertension. Hypertension 1997;30:15-21

110. *Zhang X, Hintze TH.* Amlodipine releases nitric oxide from canine coronary microvessels: an unexpected mechanism of action of a calcium channel blocking agent. Circulation 1998;97:576-80

111. *Hempel A, Lindschau C, Maasch C, Mahn M, Bychkov R, Noll T, Luft FC, Haller H.* Calcium antagonists ameliorate ischemia-induced endothelial cell Permeability by inhibiting protein kinase C. Circulation 1999;99:2523-9

112. *Abrams J, Elkayam U, Thadani U.* Tolerance: An historical overview. Am J Cardiol;1998:81:3A-14A

113. *Munzel T, Sayegh H, Freemann BA, Tarpey MM, Harrison DG.* Evidence for enhanced vascular superoxide anion production in nitrate tolerance. A novel mechanism underlying tolerance and cross-tolerance.J Clin Invest 1995;95:187-94

114. *Munzel T, Giaid A, Kurz S, Stewart DJ, Harrison DG.* Evidence for a role of endothelin 1 and protein kinase C in nitrogycerin tolerance. Proc Natl Acad Sci 1995;92:5244-8

115. *Heitzer J, Just H, Brockhoff C, Meinertz T, Olschewski M, Munzel T.* Long-term nitroglycerin treatment is associated with supersensitivity to vasoconstrictors in men with stable coronary artery disease:prevention by concomitant treatment with captopril. J Am Coll Cardiol 1998;31:83-8

116. *Watanabe H, Kakihana M, Ohtsuka S, Sugishita Y.* Randomized, double-blind, placebo controlled study of ascorbate on the preventive effects of nitrate tolerance in patients with congestive heart failure. Circulation 1998:97:886-891

117. *Caramori PA, Adelman AG, Azevedo ER, Newton GE, Parker AB, parker JD.* Therapy with nitroglycerin

increases coronary vasoconstriction in response to acetylcholine. J Am Coll Cardiol 1998;32:1969-1974

118. *Kanmasu K, Takenika T, Hayashi T, Miyatake M, Kimura A, Jamamoto T, Taniwa T, Kitayama K et al.* Increased incidence of cardial events in postmyocardial infarction patients treated with long-term oral isosorbide dinitrate. Circulation 1998;98(suppl):I637

119. *Flaherty JT.* Role of nitrates in acute myocardial infarction. In: Abrams J, Pepine D, Thadani U, eds. Medical therapy of ischemic heart disease. Boston, MA: Little Brown;,1992:309-328

120. *Fung H-L, Chung S-J, Bauer JA, Chong S, Kowaluk EA.* Biochemical mechanism of organic nitrate action. Am J Cardiol 1992;70:4B-10B.

121. *Watanabe H, Kakihana M, Ohtsuka S, Enomoto Y, Yasui K, Sugishita Y.* Platelet cyclic GMP; A potentially useful indicator to evaluate the effects of nitroglycerin and nitrate tolerance. Circulation 1993;88:29-36

122. *Watanabe H, Kakihana M, Ohtsuka S, Sugishita Y.* Randomized double-blind, placebo controlled study of the preventive effect of supplemental oral vitamin C on attenuation of development of nitrate tolerance. J Am Cardiol 1998;31:1323-1329

123. *Jugdutt BI.* Nitrates and left ventricular remodeling. Am J Cardiol 1998;81:57A-67A

124. *ISIS-4 (Fourth International Study of Infarct Survival) Collaborative group ISIS-4.* A randomized factorial trial assessing early oral captopril; oral monomitrate and intravenous magnesium sulphate in 58 050 patients with suspected myocardial infarction. Lancet 1995;345:669-685

125. *Gruppo italiano per lo studio della sopravivenza nell`infarcto miocardico.* GISSI-3 effects of lisinopril and transdermal trinitate singly and together on 6-week mortality and ventricular function after acute myocardial infarction. Lancet 1994;343:1115-1122

126. *Mahmarian JJ, Fenimore NL, Marks GF, Francis MJ, Morales-Ballejo H, Verani MS, Pratt CM.* Transdermal nitorglycerin patch therapy reduces the extent of exercise-induced myocardial ischemia: Results of a double-blind, placebo-controlled trial using quantitative thallium-201-tomography. J Am Coll Cardiol 1994;24:25-32

127. *Williams JK, Adams MR.* Estrogenes, progestins and coronary artery reactivity. Certain progestins may oppose the favorable effect of estrogen on the cardiovascular system of postmenopausal women. Nature Med 1997;3:273-4

128. *Nakane H, Miller FJ Jr. Faraci FM, Toyoda K, Heistad DD.* Genetransfer of endothelial nitric oxide synthase educes angiotensin II-induced endothelial dysfunction. Hypertension 2000;35:595-601

129. *Hulley S, Grady D, Bush T, Furberg C, Herrington D, Riggs B, Vittinghoff E.* Randomized trial of estrogen plus progestin for secondary prevention of coronary heart disease in postmenopausal women. heart and estrogen/progestin replacement study (HERS) Research Group. JAMA 1998;280:605-13

130. *Comments in JAMA 1999;281:794-6*

131. *Ooboshi H, Toyoda K, Faraci FM, Lang ML, Heistad DD.* Improvement of relaxation in an athersoclerotic artery by gene transfer of endothelial nitric oxide synthase.Arterioscler Thromb Vasc Biol 1998;18:1152-8

132. *Channon KM, Qian H, Neplioueva V, Blazing MA, Olmez E, Shetty GA, Youngblood SA, Pawlowski J, McMahon T, Stamler JS, George SE.* In vivo gene transfer of nitric oxide synthase enhances vasomotor function in carotid arteries from normal and cholesterol-fed rabbits. Circulation 1998;98:1905-11

133. *Von der Leyen HE, Gibbons GH, Morishita R, Lewis NP, Zhang L, Nakajima M, Kaneda Y, Cooke JP, Dzau VJ.* Gene therapy inhibiting neointimal vascular lesion: in vivo transfer of endothelial cell nitric oxide synthase gene. Proc Natl Acad Sci 1995;9f2

134. *Qian H, Neplonoueva V, Shetty GA, Channon KM, George SE.* Nitric oxide synthase gene therapy rapidly reduces adhesion molecule expression and inflammatory cell infiltration in carotid arteries of cholesterol-fed rabbits. Circulation 1999;99:2979-82

135. *Hingorani AD, Cross JM, Kharbanda RK, Mullen MJ, Bhagat K, Taylor A, Donald E, Placios-Callende M, Griffin GE, Deanfield JE, Raymond M, Vallance P.* Acute systemic inflammation impairs endothelium-dependent dilation in humans. Circulation 1999;100 (suppl.I):48

136. *Liao, JK.* Endothelial nitric oxide and vascular inflammation. in Endothelium, nitric oxide and atherosclerosis – From basic mechanisms to clinical implications. Edited by Panza JA and Cannon RO III. Futura publishing Company.

Nicht-invasive Früherfassung der Endotheldysfunktion

15. Nicht-invasive Früherfassung der Endotheldysfunktion

Die endotheliale Dysfunktion im Sinne einer reduzierten endothel-abhängigen Vasodilatation geht strukturellen Gefäßveränderungen wie der manifesten Arteriosklerose voraus, ja, die **Endotheldysfunktion wird als eine essentielle initiale Schädigung angesehen, die zur Entstehung der Arteriosklerose beiträgt**. Der Entwicklung der Arteriosklerose von epikardialen Koronararterien kommt hier natürlich eine besondere Bedeutung zu.

> Die Früherkennung und damit früher Einsatz wirksamer Präventivmaßnahmen der koronaren Herzerkrankung hat eine enorme gesundheitspolitische Dimension.

Während die Bestimmung der Endotheldysfunktion der Koronararterien somit von großem klinischen Interesse ist, erfordert die Bewertung der Endothelfunktion im koronaren Blutkreislauf eine Herzkatheteruntersuchung und interventionelle Techniken wie intrakoronare Doppler-Flußmessungen. Der **invasive Charakter der koronaren Funktionsuntersuchung** verbietet jedoch, diese Methode in größerem Umfang außerhalb einer klinisch indizierten Koronarangiografie einzusetzen.

> In Bezug auf die Frage, inwieweit Risikofaktoren zu einer Endotheldysfunktion geführt haben, ist es daher wünschenswert, zur Erfassung einer endothelialen Dysfunktion weniger invasive Untersuchungsverfahren einzusetzen im Sinne einer frühen Erfassung von funktionellen Gefäßschädigungen, die strukturellen Schäden vorausgehen.

Wie in diesem Buch für eine Reihe von Risikofaktoren und Erkrankungen dargestellt, kann die Erfassung der Endothel-abhängigen Vasodilatation auch weniger invasiv an peripheren Leitungsgefäßen und Widerstandsgefäßen, insbesondere am Unterarm durchgeführt werden. Unter diesem Blickwinkel einer breiten Anwendungsmöglichkeit als Screeningverfahren wurde von Deanfield et al. eine völlig nicht-invasive Erfassung der Fluß-abhängigen Dilatation vorgeschlagen und in vielen Untersuchungen von dieser Arbeitsgruppe und einer Reihe von Labors weltweit evaluiert (1). Eine reaktive Hyperämie durch Lösen einer Blutdruckmanschette am Arm nach mehreren Minuten Okklusion führt zu einer Fluß-abhängigen, weitgehend **endothelvermittelten Vasodilatation der A. brachialis** [2,], die sich durch hochauflösende Ultraschallmethoden nachweisen läßt. Hierbei wird die Gefäßdilatation der Arteria brachialis oder auch der Arteria radialis entweder mit einem konventionellem 7,5-MHz-Ultraschallsystem oder einem speziell entwickelten 10 MHz Schallkopf aufgezeichnet. Die **Endothel-unabhängige Vasodilatation** wird durch die orale Gabe von Nitroglycerin geprüft. Die Auflösung der konventionellen Ultraschalltechnik von ca. 0,1 mm schränkt natürlich die präzise Erfassung des Gefäßdurchmessers ein. Auch bedarf diese Methode zweifellos einiger Erfahrung und Standardisierung. Eine Verbesserung der Durchmesserquantifizierung gelingt mit Hilfe eines hochauflösenden 10-MHz-A-mode- Ultraschall-tracking-Device, das eine Meßpräzision von ± 2,5 μm unter Nutzung einer "oversampling"-Meßtechnik mit Online-Erfassung von systolischen und diastolischen Diametern zuläßt [3,4].

Eine Vielzahl von Unterarmstudien zur Fluß-abhängigen Dilatationsfähigkeit der A. brachialis zeigte eine **verminderte Endothelfunktion bei Vorliegen von Risikofaktoren** für eine koronare Herzkrankheit bzw. manifesten Läsionen im Koronarsystem (1,5,6).

> Die bisherigen Untersuchungen haben gezeigt, daß Risikofaktoren wie
> - Hypercholesterinämie
> - Diabetes oder
> - Hypertonie
>
> zu einer **generalisierten Endotheldysfunktion** im gesamten Gefäßsystem führen, während sich eine manifeste Arteriosklerose in der Regel nur in bestimmten Organen wie Gehirn, Herz und Beinarterien entwickelt (und zwar vorwiegend segmental nur in Leitungsgefäßen).

Insofern stellte sich die Frage, inwieweit die Erfassung der Endothelfunktion in peripheren Gefäßen wirklich die Verhältnisse im Koronarsystem widerspiegeln kann.

Es gibt jedoch übereinstimmende Beobachtungen, daß ein Zusammenhang zwischen der endothel-abhängigen Vasodilatation von Koronararterien und dem nichtinvasiven Nachweis einer Fluß-abhängigen Vasodilatation der A. brachialis besteht [7].

So wurden bei 50 Patienten invasiv die epikardialen Koronardiameter vor und nach intrakoronarer Gabe von Acetylcholin gemessen sowie die mittels intrakoronarem Dopplerkatheter ermittelte Blutflußregulation. Die endothelvermittelte, Fluß-abhängige Vasodilatation wurde durch reaktive Hyperämie an der Arteria brachialis mittels konventionellem Ultraschall gemessen. Dabei konnte eine **signifikante Korrelation zwischen der endothelvermittelten Gefäßdilatation an den Koronararterien und der Arteria brachialis** festgestellt werden - und dies, obwohl unterschiedliche Stimuli für die Freisetzung von NO genutzt wurden (Flußsteigerung am Unterarm, Acetylcholin im Koronargefäß). Dennoch lag die Sensiviät zur Erkennung einer koronaren Endotheldysfunktion in dieser Studie nur bei 49 % (7). Eine japanische Gruppe zeigte in der Folge, daß diese Korrelation enger ausfällt, wenn peripher und intrakoronar eine Blutflußsteigerung als Stimulus für die NO-Freisetzung verwendet wird (8). Es gibt auch Hinweise, daß die periphere Endothelfunktion mit der Morphologie der Herzkranzgefäße in Beziehung steht (9, 10), wobei zudem eine inverse Korrelation zwischen der Intima-Media-Dicke der Arteria carotis communis und der Verminderung der Fluß-abhängigen, Endothelvermittelten Vasodilatation in der Arteria brachialis berichtet wurde(11). Eine Reihe von Arbeiten konnte im Prinzip bestätigen, daß eine Korrelation zwischen Endothelfunktion an der A. brachialis und der in Koronararterien besteht (9,12,13). Die nichtinvasive Methode der Erfassung der Fluß-abhängigen Vasodilatation scheint somit geeignet, eine Erfassung der endothelvermittelten Vasomotorik zu ermöglichen. Es gibt erste Hinweise, daß diese Methode auch prognostische Aussagen, insbesondere zum zukünftigen Risiko von koronaren Ereignissen zuläßt (14).

Diese Fragestellung wird z.Z. an der Framingham Population, also an einem großen Kollektiv, prospektiv untersucht.

Falls sich die Ergebnisse von Pilotstudien bestätigen, wäre aufgrund des nichtinvasiven Charakters dieser Methode ein ideales Screening-Verfahren verfügbar, das mehr als die Erfassung von Risikofaktoren, das individuelle Ausmaß der Gefäßschädigung mit Aussagen für die kardiovaskuläre Prognose abschätzen könnte.

Die Bestimmung der Fluß-abhängigen Vasodilatation der A. brachialis analysiert allerdings nur die endothelial-vermittelte Vasoreaktivität von Leitungsgefäßen, nicht jedoch den Einfluß der Endothelfunktion auf die Blutflußregulation. Zur Beurteilung der Regulation der peripheren Widerstandsgefäße und damit der Gefäße, die den Blutfluß großenteils kontrollieren, kann die **Venenverschlußplethysmographie am Unterarm** eingesetzt werden. Dabei ist jedoch zur Prüfung der endothel-abhängigen Vasodilatation die arterielle Applikation von vasoaktiven Medikamenten und somit eine arterielle Punktion der Arteria brachialis notwendig. Die Methode hat weitere Einschränkungen, insbesondere eine Reihe von Störeinflüssen, wie Veränderung des arteriellen Blutdrucks oder Sympathikusaktivierung während der Untersuchung. Zwar können diese Störeinflüsse durch eine Flußmessung an beiden Unterarmen ausgeglichen werden. Dies kompliziert jedoch das Verfahren ereblich. Auch sollte direkt nach der arteriellen Punktion eine 15- bis 30minütige Ruhephase eingehalten werden, um mögliche Verfälschungen des basalen Unterarmflusses durch die Punktion auszugleichen. Die Überprüfung der peripheren Endothelfunktion mittels der Plethysmographie ist zwar weniger aufwendig und belastend als eine Herzkatheteruntersuchung, aber aufgrund der genannten Limitationen ebenfalls nicht für eine breite Anwendung im Sinne eines Screening-Verfahrens an großen Populationen geeignet. Diese Methode ist allerdings geeignet, pathophysiologische Fragestellungen an gut definierten Patientengruppen zu untersuchen. Dementsprechend konnten zahlreiche Untersuchungen mit dieser Methode zeigen (analog zu Studien zur Fluß-abhängigen Vasodilatation), daß Risikofaktoren für die koronare Herzkrankheit mit Störungen der Blutflußregulation im Unterarm einhergehen (15-18). Inwieweit eine Korrelation zwischen der Endothelfunktion peripherer und koronarer Widerstandsgefäße besteht, ist zur Zeit allerdings nicht bekannt. Es ist auch bisher nicht untersucht, inwieweit eine Endotheldysfunktion der Unterarm-Mikrozirkulation mit dem Auftreten koronarer ischämischer Ereignisse assoziiert ist.

Die Interpretation einer Fluß-abhängigen, endothelvermittelten Vasodilatation an der A. brachialis im individuellen Einzelfall ist bislang noch nicht ganz unproblematisch, da es **sehr viele Faktoren gibt, welche diese Funktion des Endothels beeinflussen können**. So dilatiert ein großes Gefäß unter gleichen Voraussetzungen weniger als ein kleines, und es bedürfte einer komplizierten Korrekturformel (19). Diese Korrektur ist bislang in ihrer Bedeutung nicht prospektiv untersucht. Auch das **Alter eines Patienten** beeinflußt *per se* das Ausmaß der Vasodilatation, und zwar bei Frau und Mann in unterschiedlicher Weise. Während die Fluß-abhängige Vasodilatation bei Männern etwa ab dem 40. Lebensjahr sukzessive abnimmt, bleibt sie bei Frauen noch etwa bis zur Menopause weitgehend erhalten (20). Der **Zyklus der Frau** beeinflußt ebenfalls die periphere Endothelfunktion. So zeigten Frauen bei hohen Östrogenspiegeln in der Follikel- und Lutealphase, nicht aber während der Menstruation, eine höhere Fluß-abhängige Vasodilatation verglichen mit gleichaltrigen Männern (20). Unklar ist auch, inwieweit eine laufende vasoaktive Medikation die Interpretation einer Fluß-abhängigen Vasodilatation im individuellen Falle erlaubt, beispielsweise bei gleichzeitige Einnahme von Antioxidantien, Hormonen oder ACE-Hemmern. An einer Standardisierung wird allerdings zur Zeit gearbeitet. Die zukünftige Bedeutung aller Endothelfunktionstests wird jedoch entscheidend davon abhängen, ob in großen prospektiven Studien gezeigt werden kann, daß eine Verbesserung der Endothelfunktion auch mit einer Verbesserung der klinischen Symptomatik und/oder der Prognose der Patienten einher geht.

> Die potentielle Bedeutung dieses Verfahrens liegt also in einer nichtinvasiven Risikostratifizierung, nicht dagegen in einer Erkennung von hämodynamisch relevanten Koronarstenosen, d.h. nicht-invasive Ischämiediagnostik wie die Ergometrie, Szintigraphie oder Dobutamin-Echokardiographie werden nicht ersetzt.

Die frühzeitige Erfassung von Patienten mit erhöhtem koronarem Risiko könnte jedoch möglicherweise wichtige Kriterien für eine selektiv-präventiven Einsatz von Medikamenten ermöglichen (☞ Kapitel Therapie).

Literatur

1. *Celermajer DS, Sorensen KE, Gooch VM et al.* Non-invasive dectection of endothelial dysfunction in children and adults at risk for atherosclerosis. Lancet 1992;340:1111-5

2. *Laurent S, Lacolley P, Brunel P et al.* Flow-dependent vasodilation of brachial artery in essential hypertension. Am J Physiol 1990;258:H1004-111

3. *Tardy Y, Meister JJ, Perret F et al.* Non-invasive estimate of the mechanical properties of peripheral arteries from ultrasonic and photoplethysmographic measurements. Clin Phys. Physiol Meas 1991;12:39-54

4. *Hornig B, Maier V, Drexler H.* Physical training improves endothelial function in patients with chronic heart failure. Circulation 88:55-861, 1996

5. *Plotnick GD, Corretti MC, Vogel RA et al.* Effect of antioxidant vitamins on the transient impairment of endothelium-dependent brachial artery vasoactivity following a single high-fat meal. JAMA 1997;278:1682-86

6. *Clarkson P, Celermajer DS, Donald AE et al.* Impaired vascular reactivity in insulin-dependent diabetes mellitus is related to disease duration and low density lipoprotein cholesterol levels. J Am Coll Cardiol 1996;28:573-579

7. *Anderson TJ, Uehata A, Gerhard MD.* Close relation of endothelial function in the human coronary and peripheral circulation. J Am Coll Cardiol 1995;26:1235-41

8. *Takase B, Uehata A, Akima T et al.* Endothelium-dependent flow-mediated vasodilation in coronary and brachial arteries in suspected coronary artery disease. Am J Cardiol 1998;82:1535-9

9. *Neunteufl T, Katzenschlager R, Hassan A et al.* Systemic endothelial dysfunction is related to the extent and severity of coronary artery disease. Atherosclerosis 1997;129:111-8

10. *Schröder S, Enderle MD, Meisner C et al.* The ultrasonic measurement of the endothelial function of the brachial artery in suspected coronary heart disease. Dtsch Med Wochenschr 1999;124:886-90

11. *Enderle MD, Schroeder S, Ossen R et al.* Comparison of perpheral endothelial dysfunction and intima media thickness in patients with suspected coronary artery disease. Heart 1998;80:349-54

12. *Lieberman EH, Gerhard MD, Uehata A.* Flow-induced vasodilatation of the human brachial artery is impaired in patients <40 years of age with coronary artery disease. Am J Cardiol 1996;78:1210-4

13. *Hirono O, Kubota J, Shiga R et al.* Impaired hyperemic response of forearm vessels in patients with coronary artery disease. A non-invasive evaluation. Jpn Heart J 1996;37:837-46

14. *Neunteufl T, Heher S, Katzenschlager R et al.* Long-term prognostic value of flow-mediated vasodilation in the brachial artery of patients with angina pectoris: results of a 5year follow-up study. Circulation 1999;100(suppl) I241

15. *Creager MA, Gallagher SJ, Girerd XJ et al.* L-arginine improves endothelium-dependent vasodilatation in hypercholesterolemic humans. J Clin Invest 1992;90:1248-53

16. *Heitzer T, Just H, Münzel T.* Antioxidant vitamin C improves endothelial dysfunction in chronic smokers. Circulation 1996;94:6-9

17. *Heitzer T, Yla-Herttuala S, Luoma J et al.* Cigarette smoking potentiates endothelial dysfunction of forearm resistance vessels in patients with hypercholsterolemia. Role of oxidized LDL. Circulation 1996;93:1346-1353

18. *Creager MA, Cooke JP, Mendelsohn ME et al.* Impaired vasodilation of forearm resistance vessels in hypercholesterolemia humans. J Clin Invest 1990;86:228-234

19. *Celermajer DS, Sorensen KE, Spiegelhalter DJ et al.* Aging is associated with endothelial dysfunction in healthy men years before the age-related decline in women. J Am Coll Cardiol 1994;24:471-6

20. *Hashimoto M, Akishita M, Eto M.* Modulation of endothelium-dependent flow-mediated dilatation of the brachial artery by sex and menstrual cycle. Circulation 1995;92:3431-5

Index

ische
nrbuchreihe

. . . Kompetenz und Didaktik!

ergologie systematisch

Arbeitsmedizin systematisch

Medizinische Biochemie systematisch

2. Auflage

Chirurgie systematisch

Gastroenterologie systematisch

Hygiene/Präventivmedizin/ Umweltmedizin systematisch

Kinderheilkunde systematisch

Kinder- und Jugendpsychiatrie und -psychotherapie systematisch

2. Auflage

Medizinische Mikrobiologie und Immunologie systematisch

Neurologie systematisch

Orthopädie systematisch

Onkologie systematisch

Diagnostik und interdisziplinäre Therapie maligner Tumoren

Klinische Chemie systematisch

Pathophysiologie/ Pathobiochemie systematisch

Pharmakologie/Toxikologie systematisch

Psychiatrie systematisch

3. Auflage

Medizinische Psychologie/ Medizinische Soziologie systematisch

Psychosomatik/ Psychotherapie systematisch

Klinische Radiologie systematisch

Diagnostische Radiologie, Nuklearmedizin, Strahlentherapie in 2 Bänden

Band I

Klinische Radiologie systematisch

Diagnostische Radiologie, Nuklearmedizin, Strahlentherapie in 2 Bänden

Band II

Rechtsmedizin systematisch

Sonographie systematisch

Sozialmedizin systematisch

Vaskuläre Medizin systematisch

UNI-MED